C.H.BECK ■ WISSEN

W0041280

Krankheitserreger sind unberechenbare Gegner. Die größte Hoffnung, sie einzuhegen, ruht auf den Impfungen. Von der Veröffentlichung des Erbguts des neuen Coronavirus bis zur Bereitstellung einsatzbereiter Impfstoffe hat es kaum ein Jahr gebraucht – schon jetzt eine der größten Erfolgsgeschichten der Medizin. Der international renommierte Immunologe Stefan H. E. Kaufmann schlägt den Bogen von der Geburtsstunde der Impfung vor mehr als 200 Jahren über die Ausrottung der Pocken bis zu neuesten Ansätzen für Impfstoffe gegen Krebs, Autoimmunerkrankungen oder sogar Drogensucht. Er gibt einen Überblick über wichtige Erreger und für welche globalen Seuchen wir dringend Impfstoffe benötigen. Er ergründet die Immunmechanismen, die dem Impfschutz zugrunde liegen, schildert anhand von SARS-CoV-2 den steinigen Weg der Impfstoffentwicklung bis zur Zulassung und setzt sich dabei auch mit Impfrisiken und Impfgegnern auseinander. Auch den internationalen Anstrengungen, allen Menschen Impfungen zu erschwinglichen Preisen anzubieten, ist ein Kapitel gewidmet.

Stefan H. E. Kaufmann ist Gründungsdirektor em. des Max-Planck-Instituts für Infektionsbiologie, Berlin, und leitet jetzt eine Emeritus-Gruppe am Max-Planck-Institut für Biophysikalische Chemie in Göttingen. Der ehemalige Präsident der Deutschen Gesellschaft für Immunologie und der Internationalen Union der Immunologischen Gesellschaften ist selbst Entwickler eines Impfstoffs gegen Tuberkulose, der gerade die letzte klinische Überprüfung auf Schutzwirkung durchläuft. Kaufmann ist Autor und Herausgeber mehrerer wissenschaftlicher und allgemeinverständlicher Bücher zu den Themen Immunologie, Mikrobiologie, Impfstoffentwicklung und Pandemien.

Stefan H. E. Kaufmann

IMPFEN

Grundlagen, Wirkung, Risiken

C.H.Beck

Mit 14 Abbildungen

Originalausgabe
© Verlag C.H.Beck oHG, München 2021
www.chbeck.de
Satz: C.H.Beck.Media.Solutions, Nördlingen
Druck und Bindung: Druckerei C.H.Beck, Nördlingen
Reihengestaltung Umschlag: Uwe Göbel (Original 1995, mit Logo),
Marion Blomeyer (Überarbeitung 2018)
Umschlagabbildung: © Shutterstock / JIMMOYHT
Printed in Germany
ISBN 978 3 406 77144 6

myclimate

klimaneutral produziert
www.chbeck.de/nachhaltig

Inhalt

1. Einleitung

2020 wird als das Jahr der Corona-Pandemie in die Geschichte eingehen. Innerhalb weniger Wochen raste der neue Erreger, bald SARS-CoV-2 genannt, um den Erdball und wirbelte in einer Weise, die sich vorher wohl kaum jemand hätte ausmalen können, eine Menge Gewissheiten unseres modernen Lebens und den Alltag der allermeisten Menschen durcheinander. Dank internationaler Vernetzung, moderner Datenerfassung und Echtzeit-Medien konnte, wer wollte, die Pandemie nahezu live verfolgen. Für einen beachtlichen Teil der Bevölkerung wurde medizinisches Fachvokabular zum aktiven Wortschatz. Viele nahmen in Kürze eine Menge epidemiologisches Grundlagenwissen auf. Die Pandemie brachte enormes Leid über Millionen Menschen – oft auch auf indirektem Weg. Sie stellte die Weltgemeinschaft, aber auch jede einzelne Staatsregierung vor enorme Herausforderungen. Noch sind die Folgen kaum abzuschätzen.

Zugleich haben die moderne Forschung und Medizintechnik in noch nie dagewesenem Tempo Erkenntnisse und Entwicklungen hervorgebracht. 2020 wird auch als das Jahr der schnellsten Impfstoffentwicklung überhaupt in die Geschichte eingehen. Von der Veröffentlichung des Erbguts des neuen Erregers bis zur Bereitstellung einsatzbereiter Vakzinen hatte es weniger als ein Jahr gebraucht. Werden wir gerade Zeugen der größten Erfolgsgeschichte, seit es Impfungen gibt? Das muss die Zeit noch zeigen. Denn während ich an diesem Buch gearbeitet habe, führte SARS-CoV-2 eindrücklich vor, dass es ein unberechenbarer Gegner bleibt. Wie vielen Erregern verschafft ihm seine rasante Evolution einen nicht zu unterschätzenden Vorteil im Wettlauf mit unseren Gegenmaßnahmen. Dabei liegen die meisten Hoffnungen auf den Impfungen.

Schon lange gelten Vakzinen als die kosteneffizienteste Maßnahme der Medizin. Wann immer eine wirksame Impfung gegen einen Erreger zur Verfügung stand, verlor die betreffende Krankheit ihren Schrecken. Gegen die altbekannten großen Seuchen Aids, Tuberkulose, Malaria und Hepatitis C ist es trotz jahrzehntelanger Forschung bisher nicht gelungen, effektive Impfungen zur Anwendungsreife zu bringen. Aber der Fortschritt auf dem Gebiet der Impfstoffentwicklung ist enorm, und ich bin überzeugt, dass die modernen Methoden es in näherer Zukunft ermöglichen werden, auch diese Infektionskrankheiten zurückzudrängen. Überdies werden Impfungen neue Bereiche erobern und zur Bekämpfung von Krebs, Autoimmunerkrankungen und Allergien genutzt werden.

Bei allen Hoffnungen, die Impfungen entgegengebracht werden, wurde 2020 auch deutlich, dass in der Bevölkerung bisweilen große Unsicherheit und Impfskepsis herrschen. Als jemand, der jahrzehntelang selbst an Impfstoffen geforscht hat, deren klinische Entwicklung hautnah verfolgt hat und das Leid von Kindern, die an Malaria oder Tuberkulose leiden, ungeschminkt erleben musste, habe ich mich zu einem eindeutigen Fürsprecher für Impfungen entwickelt. Um es hier bereits deutlich zu sagen: Natürlich müssen Impfstoffe genau überwacht werden, um mögliche unerwünschte Nebenwirkungen schnellstens zu erkennen. Und selbstverständlich gibt es angesichts sich rasch verändernder Erreger die Möglichkeit von Misserfolgen und Rückschlägen. Aber Menschen, die Unwahrheiten oder gar Verschwörungsmythen zu Impfungen verbreiten, muss mit aller Entschiedenheit entgegengetreten werden. Denn Impfzögerlichkeit könnte, wenn sie um sich greift, zu einer ernsthaften Bedrohung werden. Sich impfen zu lassen, ist eine individuelle Entscheidung – in vielen Fällen jedoch eine von gesellschaftlicher Relevanz. Wenn große Teile der Bevölkerung gegen einen Erreger geimpft sind, kann dieser häufig zurückgedrängt werden. Dann sind vulnerable Gruppen indirekt mitgeschützt.

In der COVID-19-Pandemie wurde viel über das Ziel der Herdenimmunität gesprochen, um die Seuche zu besiegen. Ob es erreicht werden kann, hängt neben anderen Unwägbarkeiten maßgeblich davon ab, ob ausreichend viele Menschen sich für die Impfung entschließen werden. Es wäre wichtig, dass auch solidarische Überlegungen bei der Entscheidung eine Rolle spielen.

Das beste Mittel gegen Unsicherheit sind klare Informationen und Wissen. In diesem Sinne sehe ich dieses Buch auch als Beitrag zur aktuellen Pandemielage. Ich möchte Einblicke in eines der spannendsten Forschungsfelder der modernen Medizin geben, in dem in den vergangenen Jahren unglaublich viel Neues entdeckt und erforscht wurde. Dieses Buch schlägt den Bogen von der Geburtsstunde der Impfung vor mehr als 200 Jahren über die Ausrottung der Pocken bis zu neuesten Ansätzen für Vakzinen gegen Krebs, Autoimmunerkrankungen oder sogar Drogensucht. Ich gebe einen Überblick über wichtige Erreger und eine ganze Reihe vorliegender Vakzinen und lade Sie ein, die Immunmechanismen, die dem Impfschutz zugrunde liegen, genauer zu ergründen. Neueste Vakzinen werden ebenso betrachtet wie die Abläufe bei der Impfstoffzulassung. Weil die weltweite Impfgerechtigkeit mir ein besonderes Anliegen ist, habe ich auch den internationalen Anstrengungen, allen Menschen Impfungen zu erschwinglichen Preisen anzubieten, ein Kapitel gewidmet.

Ich hoffe, dieses Buch hilft Ihnen, besser zu verstehen, wie es in vielen Fällen klappt, Erreger mit Vakzinen in Schach zu halten, und warum wir in einigen Fällen noch immer auf der Suche nach wirksamen Impfstoffen sind.

Berlin und Göttingen im März 2021
Stefan H. E. Kaufmann

2. Blick zurück:
Schlaglichter auf die Geschichte der Impfung

Die Geburtsstunde der Impfung wird üblicherweise auf 1798 datiert, als der Arzt Edward Jenner in England einen Jungen erfolgreich gegen Pocken geimpft hat – ein Erfolg, der 180 Jahre später in der weltweiten Ausrottung dieser Seuche gipfelte. Die systematische Entwicklung von Impfstoffen begann erst 150 Jahre später. Möglich wurde sie auf Basis wegweisender Erkenntnisse, deren Urheber heute als Ikonen der Medizinforschung gelten: Louis Pasteur zeigte, dass Erreger sich so weit abschwächen lassen, dass sie nicht mehr krank machen, aber dennoch eine Immunität gegen die Krankheit erzeugen. Aufbauend auf diesem Prinzip, wurden später zahlreiche Lebendimpfstoffe entwickelt, wie z. B. der Tuberkulose-Impfstoff BCG (Bacille-Calmette-Guerin) oder der Dreifach-Impfstoff gegen Masern, Mumps und Röteln. Die passive Immunisierung gegen Diphtherie und Tetanus wurde als Serumtherapie um 1890 von Emil von Behring eingeführt – eine Errungenschaft, die unter anderem die Entwicklung von Untereinheiten-Impfstoffen zur aktiven Immunisierung nach sich zog.

2.1 Zusammenspiel von Impfpraxis und immunologischer Grundlagenforschung

Impferfolge werden gern pauschal als Beispiele für die praktische Anwendung der Grundlagenforschung in der Immunologie vorgebracht. In meinen Augen ist es – wie ein Blick in die Geschichte zeigt – eher so, dass erst die Durchbrüche in der Anwendung von Impfungen die Erforschung der ihr zugrunde liegenden Immunmechanismen ins Leben riefen. Schließlich wurden die ersten Impfstoffe weitgehend ohne Kenntnisse der Immunvorgänge im Körperinnern entwickelt: Als Edward Jenner die Pockenimpfung erfand und Louis Pasteur die Vakzinen gegen Milzbrand und Tollwut zur Einsatzreife brachte, hatte man von der Immunologie noch keine Ahnung. Ihre Geburtsstunde schlug mit der Erforschung und Entwicklung der Serumtherapie.

Über viele Jahrzehnte schritten die Impfstoffforschung und die immunologische Forschung parallel voran, Erstere hauptsächlich in der Industrie, Letztere vorwiegend in akademischen Instituten. Erst in den zurückliegenden fünfzig Jahren begann die Immunologie, die Impfstoffentwicklung zu befruchten.

In diesem Kapitel beleuchte ich die Geschichte der Impfstoffforschung an wenigen frühen Beispielen. Wichtige Etappen sind überblicksartig in der Abbildung «Meilensteine der Impfstoffentwicklung» auf der vorderen Umschlaginnenseite dargestellt. Einige zusätzliche Details werde ich hin und wieder in späteren Kapiteln ausführen.

2.2 Thukydides' präziser Blick auf eine Seuche

Athen, Ende des fünften Jahrhunderts vor Christus: Die antike Großmacht kämpft mit Sparta im Peloponnesischen Krieg (431–404 v. Chr.) um Einfluss und Macht. Sparta siegt. Nicht zuletzt, weil 430 v. Chr. unter den Athenern eine Seuche ausbricht, die bis zu einem Drittel der Bewohner dahinrafft. Welche Krankheit damals grassierte, ist heute umstritten. Ihren Verlauf jedoch hat der Geschichtsschreiber Thukydides (460–396 v. Chr.) in *Der Peloponnesische Krieg* erstaunlich klar festgehalten. «Wenn sie aber zu den Kranken gingen, so war es ihr Verderben», schreibt er – und beschreibt die Übertragbarkeit der Seuche. Die Ansteckungsgefahr wird plastisch, wenn zu lesen ist, «dass sie [die Menschen] herdenweise starben, indem einer in Folge der Pflege des anderen mit dem Krankheitsstoff erfüllt wurde …». Weiterhin bemerkt der Schreiber, dass Überlebende immun werden: «Umso mehr nahmen sich die dem Übel Entronnenen der Sterbenden und der Kranken an, weil sie das Übel kannten und selbst in Sicherheit waren. Denn keiner wurde zum zweiten Male so befallen, dass es ihm den Tod gebracht hätte.» Heute ist Thukydides' Geschichtsschreibung auch eine wichtige Quelle für Medizinhistoriker.

2.3 Edward Jenner und die Ausrottung der Pocken

Der Ausgangspunkt der Impfstoffforschung steht auf den Tag genau fest: Am 21. Juni 1798 berichtete der britische Arzt Edward Jenner (1749–1823) über einen erfolgreichen Impfversuch gegen Pocken. Dreiundzwanzig Menschen hatte er harmlose Kuhpockenviren verabreicht – und sie so gegen die gefürchteten menschlichen Pocken, auch Blattern genannt, immun gemacht. Diese Seuche grassierte zu jener Zeit in Europa. Schätzungen des französischen Philosophen Voltaire (1694–1778) zufolge erkrankten damals 60 Prozent der Menschen an Pocken, ein Drittel starb an den Folgen der Krankheit. Von den Überlebenden war ein Großteil für immer mit tiefen Narben gezeichnet.

Als Jenner in England Medizin studierte, war dort – anders als in Deutschland – eine (nicht ungefährliche) Art der Pockenimpfung bereits recht verbreitet: Man verabreichte gesunden Menschen zum Schutz ein wenig Material aus den Pocken Erkrankter, indem dieses per Ritzung in die Haut gegeben wurde. Auch in anderen Regionen der Welt waren Verfahren zur Pockenimpfung bekannt: In Afrika nahmen Menschen traditionell Sekret der abheilenden Blasen, übertrugen es auf Nichtinfizierte und machten diese so immun. In Asien lösten Heiler Pockenkrusten in Wasser auf und spritzten diese als Impfung. Aus China wissen wir, dass Menschen die Krusten zu einem Pulver mahlten und schnupften.

Die in England genutzte Praxis der Variolation mit Material aus Hautbläschen pockenkranker Menschen hatte Lady Mary Montague, die Frau des englischen Botschafters in Konstantinopel, dem heutigen Istanbul, von dort auf die Insel gebracht. 1718 hatte sie ihren fünfjährigen Sohn dort auf diese Weise gegen Pocken impfen lassen. Kein ungefährliches Unterfangen, denn regelmäßig steckten sich Menschen dabei auch mit der lebensgefährlichen Krankheit an. Den Montague-Sohn aber schien die Behandlung zu schützen: Auf den zahlreichen Reisen der Familie kam der Junge mehrfach mit Pockenkranken in Kontakt, blieb jedoch gesund. Zurück in London, ließ die Familie 1721 schließlich auch ihre Tochter auf diese Weise gegen Pocken immunisieren; zu der Zeit litt England unter einem neuerlichen Ausbruch der Seuche. Die Schutzmethode erregte das Interesse von König George I. Er ließ das Verfahren zunächst an sechs zum Tode verurteilten Sträflingen testen. Alle Häftlinge überlebten sowohl die Variolation als auch die probeweise Ansteckung mit den Pocken und wurden anschließend freigelassen. Weil bereits bekannt war, dass Kinder grundsätzlich anfälliger für Pocken sind als Erwachsene, unterzogen Ärzte zusätzlich eine Gruppe Waisen einem solchen Menschenversuch. Nachdem auch dieser glimpflich ausging, ließen sich zahlreiche wohlhabende Menschen in England vorbeugend gegen die Pocken behandeln.

Die englischen Ärzte verbreiteten ihre Einpfropfmethode auch in Kontinentaleuropa, wie es bei Johann Wolfgang von Goethe (1749–1832), der als Jugendlicher die Pocken durchgemacht hatte und ein Befürworter der Variolation war, zu lesen ist. In seinem autobiographischen Werk *Dichtung und Wahrheit* heißt es: «Die Einimpfung derselben [der Pocken] ward bei uns noch immer für sehr problematisch angesehen und ob sie gleich populäre Schriftsteller schon fasslich und eindringlich empfohlen, so zauderten doch die deutschen Ärzte mit einer Operation, welche der Natur vorzugreifen schien. Spekulierende Engländer kamen daher aufs Festland und impften gegen ein ansehnliches Honorar die Kinder solcher Personen, die sie wohlhabend und frei von Vorurteil fanden. Die Mehrzahl jedoch war noch immer dem alten Unheil ausgesetzt; die Krankheit wütete durch die Familien, tötete und entstellte viele Kinder und wenige Eltern wagten es nach einem Mittel zu greifen, dessen wahrscheinliche Hilfe doch schon durch den Erfolg mannigfaltig bestätigt war.»

Unter der Landbevölkerung Englands war die mögliche Schutzwirkung von Kuhpocken zu dieser Zeit bereits Bestandteil des kollektiven Wissens. Mit der Rinderform der Krankheit, einem verwandten Virus, das beim Menschen lediglich Haut-

pusteln auslöst, steckten sich Mägde beim Melken regelmäßig
an. Es schien, als seien sie danach immun gegen die menschlichen Pocken. Es gab auch schon einen ersten Impfversuch:
Während der Pockenepidemie 1774 hatte ein englischer Bauer
seine Frau und seine zwei Kinder erfolgreich mit Sekret aus den
Pocken seiner Rinder geimpft. 1796 überprüfte Jenner diese
Methode am achtjährigen James Phipps, dem Sohn seines
Gärtners. Jenner ritzte die Haut am Arm des Jungen ein und
gab etwas Eiter, den er aus einer Kuhpocken-Pustel von der
Hand einer Kuhmagd gewonnen hatte, in die Wunde. Die Haut
entzündete sich an der Impfstelle, heilte jedoch bald wieder ab.
Anderthalb Monate später unternahm Jenner den entscheidenden – und aus heutiger Sicht extrem gefährlichen – Schritt: Er
ritzte erneut beide Arme des Jungen ein und infizierte ihn mit
echten Pocken. Bei so gut wie jedem nicht Geimpften hätte dies
unweigerlich zum Krankheitsausbruch geführt. James Phipps
jedoch war völlig geschützt und bekam keinerlei Symptome.
Jenner wiederholte den Infektionsversuch ein zweites Mal, wieder blieb der geimpfte Junge gesund. Bei zweiundzwanzig weiteren Menschen verlief das gleiche Experiment ähnlich erfolgreich. Jenner reichte einen Bericht über das Verfahren bei der
Royal Society in London zur Publikation ein. Die Wissen-
schaftsgemeinschaft dort jedoch schickte das Schreiben post-
wendend zurück – mit dem Vermerk, Jenner möge den durch
seine bisherigen Arbeiten erworbenen Ruhm nicht durch derlei
Versuche aufs Spiel setzen. Seine Experimente aber markieren
den Beginn der einmaligen Erfolgsgeschichte der Vakzinierung.
   Wie ist der Erfolg der Jenner'schen Schutzimpfung zu erklä-
ren? Die Pocken des Rindes und des Menschen sind nahe Verwandte, die sich jedoch auf ihren jeweiligen Wirt, also das Rind
bzw. den Menschen, spezialisiert haben. Aufgrund dieser Wirtsspezifität erzeugen die jeweiligen Pockenviren das volle Krankheitsbild nur im eigentlichen Wirt: Menschenpocken verlaufen
für Menschen häufig tödlich, die Erreger verbreiten sich im ganzen Körper, lösen Fieber, manchmal Lungenentzündungen aus.
Kuhpocken hingegen äußern sich beim Menschen meist nur in
sogenannten Melkerknoten. Aber die Kuhpockenviren können

im Menschen überleben, und sie reizen das menschliche Immunsystem dazu, sich zu wehren. Der Körper bildet Antikörper gegen diese Viren, die aufgrund der Ähnlichkeit der Erreger auch gegen menschliche Pockenviren wirken.

Mit Jenners Forschung erhielt die Pockenimpfung Auftrieb, war das Verfahren mit den Kuhpocken doch deutlich sicherer als die vorher praktizierte Variolation mit potenziell gefährlichen Menschenpocken. Als Erster richtete Napoleon im Mai 1800 eine Kommission zur Impfung ein. 1803 hielt die Methode Einzug in Kinderspitäler und Krankenhäuser Frankreichs; 1805 kam die Pflichtimpfung für alle Soldaten, die unter Napoleons persönlichem Kommando standen. Zwischen 1809 und 1811 impften Ärzte in Frankreich insgesamt etwa zwei Millionen Menschen. In den Ländern Deutschlands setzte sich die Impfung erst später durch. Zwar hatte schon Friedrich der Große die Schutzmaßnahme in Preußen einführen wollen, jedoch war sie ihm zu teuer. Immerhin kostete sie zwölf Taler und damit etwa das Jahresgehalt eines einfachen Angestellten. In den 1850er Jahren jedoch war die Pockenimpfung auch hier weit verbreitet und wurde in vielen Teilen Deutschlands zur Pflicht. Parallel formierte sich jedoch eine breite Impfgegnerschaft. In der zweiten Hälfte des 19. Jahrhunderts nahm die Impftätigkeit in einigen Ländern Deutschlands ab, Pockenerkrankungen wurden wieder häufiger. Kritiker sorgten sich vor allem, das tierische Material könnte «viehische» Eigenschaften übertragen. Ein beliebtes Karikaturmotiv zeigte Menschen, denen an der Impfstelle Rinderköpfe wuchsen. Weil Pockenmaterial frisch am effektivsten wirkte, musste es idealerweise kurz nach der Entnahme von einer Kuh geimpft werden (Abb. 2.1). Um den Befürchtungen der Menschen keinen Vorschub zu leisten, versuchten Ärzte nun aber zu vermeiden, dass Patienten bei der Impfung Kühe zu Gesicht bekamen. Mediziner erdachten einen Umweg: Es wurden Impfanstalten geschaffen, in denen Waisenkinder als Impfstoff-Geber herhalten mussten. Die Kinder wurden mit Kuhpocken infiziert, um ihnen dann regelmäßig Pustelmaterial für Impfungen entnehmen zu können. Auf die gleiche Methode griff die spanische Regierung zurück, als sie

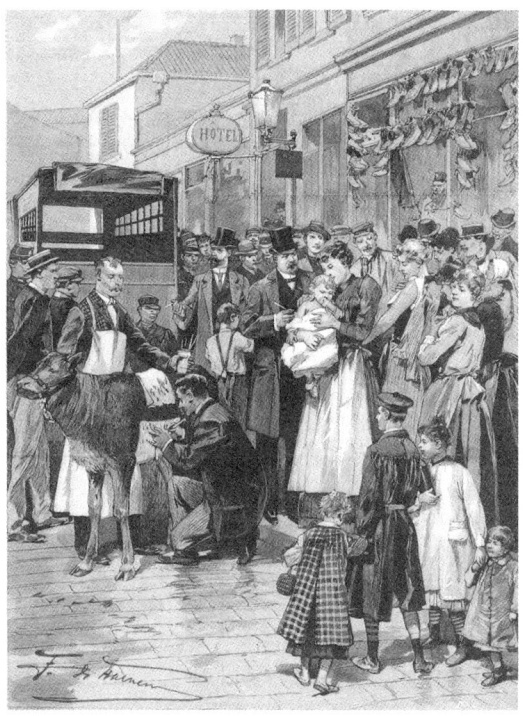

Abbildung 2.1: Pockenimpfung in den Straßen von Paris.

ihre Kolonien in den verschiedenen Erdteilen mit Pockenimpfstoff ausrüsten wollte. Zweiundzwanzig Waisenkinder wurden
mit Kuhpocken infiziert und als Impflinge mit auf die Reise ge-
schickt. Mit ihnen wurde eine regelrechte Kette von Europa
nach Südamerika, zu den Philippinen und nach China aufgebaut.

Trotz der Errungenschaften Jenners wütete die Seuche noch
200 Jahre nach seiner Entdeckung weiter. Zu Beginn des
20. Jahrhunderts erkrankten jedes Jahr mehr als 20 Millionen
Menschen an den Pocken, 2 Millionen Betroffene starben. Dabei war wissenschaftlich gesehen eine Ausrottung der Pocken
absolut vorstellbar: Ein wirksamer, preisgünstiger Impfstoff

stand zur Verfügung, der Mensch war der einzige Wirt für die Erreger, und die Diagnose der Pocken war – wegen der sichtbaren Entstellungen im Gesicht – mit etwas Erfahrung kein Problem. Schließlich hatten mehrere Länder die Pocken mit nationalen Impfprogrammen besiegt: Schweden erklärte sich zu Beginn des 20. Jahrhunderts als erstes Land für pockenfrei. Bis in die 1940er Jahre folgten Österreich, England, die Sowjetunion, die Philippinen, die USA und Kanada. In anderen Ländern jedoch, selbst in Europa, brach die Krankheit auch in den 50er und 60er Jahren immer wieder aus. In einigen Ländern Afrikas, Asiens und Lateinamerikas wüteten die Pocken in der ersten Hälfte des 20. Jahrhunderts ungebremst.

Die weltweite Ausrottung der Pocken wurde daher zu einem der ersten globalen Ziele der 1948 ins Leben gerufenen Weltgesundheitsorganisation (WHO). Als der Vorschlag 1953 erstmals vorgebracht wurde, befanden zahlreiche Industrieländer ihn als zu ambitioniert und lehnten ab. Stattdessen sollte zunächst die Malaria ausgerottet werden, weil man dachte, mit DDT eine Wunderwaffe zur Vernichtung der Moskitos in der Hand zu haben. Ein Trugschluss.

1958 wurde die Pockenfrage auf Betreiben der Sowjetunion erneut in der WHO erörtert – und positiv beschieden. Jedoch gelang es nicht ansatzweise, die dafür veranschlagten 100 Millionen US-Dollar unter den Mitgliedsstaaten einzusammeln. Zugleich zeichnete sich ab, dass das Malaria-Programm trotz massiven Finanzeinsatzes zu scheitern drohte. Frustration und Enttäuschung machten sich breit, globale Eradikationsprogramme wurden generell in Frage gestellt. Erst beim dritten Anlauf Ende der 60er Jahre konnte die WHO ihren Mitgliedsstaaten die benötigten Zahlungen für das Pockenprogramm abringen. Um Enttäuschungen vorzubeugen, wurden fürs Erste moderate Ziele gesetzt: 80 Prozent der Weltbevölkerung sollten geimpft werden, ein zentrales Register sollte alle Pockenkranken erfassen, neue Fälle sollten umgehend untersucht werden. Begleitend waren Forschungsprogramme geplant, um bei Problemen schnell wissenschaftlich fundierte Lösungen anbieten zu können. Tausende Helfer wurden zu Impfteams geschult. Sie lernten, die Impfpocken mit einem kleinen Instrument mit zwei Harken in die Haut zu ritzen. Die resultierenden, zweigeteilten Narben sind Älteren noch bekannt. Nachdem die urbanisierten Gebiete der Erde zügig durchgeimpft waren, reisten unzählige Zweier-Impfteams auch in entlegenste Gebiete und impften die Menschen dort. Nach einigen Wochen folgten sogenannte «Diagnostiker», um den Impferfolg zu überprüfen. Dafür reichte es, die Menschen auf die typischen Impfnarben zu kontrollieren. Die meisten Länder hatten eine Impfpflicht etabliert. Auf Impfverweigerer wurde häufig keine Rücksicht genommen, bisweilen wurde auch mehr oder weniger Zwang angewandt. Das Programm zeigte rasch Wirkung: 1971 war der gesamte amerikanische Kontinent pockenfrei. Auch Indien, wo aufgrund der hohen Bevölkerungszahl vor allem in Gebieten mit Pockenausbrüchen geimpft wurde, konnte bald als pockenfrei deklariert werden, selbst wenn die Krankheit hin und wieder noch aufflackerte. Das letzte Land, in dem die Pocken endemisch vorkamen, war Äthiopien. Mit Hubschraubern wurden die «Impfer» und «Diagnostiker» in die entlegensten Regionen geflogen und dort sogar von bewaffneten Eskorten vor Angriffen geschützt. 1976 schien das Ziel erreicht, jedoch brach die Seuche dann im benachbarten Somalia nach Jahren der Ruhe wieder aus. In einem letzten Kraftakt wurde der Ausbruch unter Kontrolle gebracht, bis im Herbst 1977 in Somalia bei dem Koch Ali Maow Maalin der letzte natürliche Pockenfall der Welt diagnostiziert wurde. Am 8. Mai 1980 war es geschafft. Die WHO konnte die weltweite Ausrottung der Pocken verkünden. Seit dem Beginn der Impfkampagne 1967 hatten 200 000 nationale und 1000 internationale Helfende in 70 Ländern der Erde insgesamt Milliarden Menschen geimpft. Dadurch wurden schon im Verlauf der zwölfeinhalb Jahre dauernden Impfkampagne 350 Millionen Menschen vor der Pockenerkrankung und 40 Millionen Menschen vor dem von Pocken ausgelösten Tod bewahrt. Sicher, die Pockenausrottung ist eine Erfolgsgeschichte; sie ging aber auch mit Menschenversuchen einher, die mit unseren heutigen Moralvorstellungen nicht vereinbar sind.

2.4 Louis Pasteur und die Rettung vor der Tollwut

Louis Pasteur (1822–1895) gilt als der Vater der Mikrobiologie. Er hat gezeigt, dass sich Leben nur aus Leben entwickeln kann und dass Mikroben wie alle Lebewesen nicht spontan entstehen können. Anschließend bewies er, dass Mikroben zur Gärung (Fermentation) befähigt sind und dieser Prozess nicht nur für die Herstellung alkoholischer Getränke dienlich ist, sondern auch dafür sorgt, dass Milch sauer wird, Fleisch verdirbt und Wein zu Essig wird. Pasteur übertrug diese Prozesse in die Medizin und zeigte, dass bestimmte Keime Infektionskrankheiten hervorrufen können. So kam er auch zur Impfstoffforschung. Hier entwickelte Pasteur Jenners Verfahren der Impfung mit lebensfähigen, aber harmlosen Erregern weiter, indem er die Keime künstlich abschwächte. Er war es auch, der zu Ehren Jenners und abgeleitet von dessen Kuhpocken-Versuch den Begriff «Vakzinierung» einführte, den Mediziner noch heute als Fachwort für Impfung verwenden. Er leitet sich ab vom lateinischen Wort für Kuh: *vacca*.

Begonnen hatte Pasteur seine Impfstudien mit der Hühnercholera. Er wies nach, dass Cholerabakterien schwächer werden, wenn sie über längere Zeit in Glasschalen kultiviert werden. Übertrug er diese abgeschwächten Keime erneut auf Hühner, erkrankten diese nur noch milde. Zugleich jedoch waren die Tiere danach vor der Ansteckung mit frischen «wilden» Bakterienstämmen geschützt. Die abgeschwächten Keime, im Fachjargon spricht man von attenuierten Erregern, stimulierten das Immunsystem der Hühner jedoch weiter zur Gegenwehr und eigneten sich mithin für eine Immunisierung. Das neue Schutzprinzip demonstrierte Pasteur mit einem spektakulären Versuch, als er 1881 öffentlich mit Milzbrand-Erregern (Anthrax) experimentierte. Bei seinem Versuch impfte Pasteur 24 Schafe, eine Ziege und sechs Kühe mit einem abgeschwächten Milzbrand-Bazillus. Zwölf Tage später frischte er die Impfungen noch einmal auf, um einige Zeit später vor den Augen der Öffentlichkeit und zahlreicher Journalisten aus dem In- und Ausland den Impfschutz der Tiere auf die Probe zu stellen. Dabei wurden sowohl die geimpften Tiere als auch unbehandelte Wiederkäuer mit frischen, krank machenden Milzbrand-Erregern infiziert. Drei Tage später waren die vakzinierten Tiere weiter wohlauf, die nicht geimpften Tiere waren zum Großteil gestorben, der Rest zeigte starke Milzbrand-Symptome. In der Folge hielt die Milzbrand-Impfung Einzug in die Veterinärmedizin, was Tierverluste in der Landwirtschaft minderte. Mindestens ebenso wichtig aber war die Wirkung des Versuchs auf die Öffentlichkeit: Mit seinem gekonnt inszenierten Experiment hatte Pasteur den Nutzen der Grundlagenforschung breiten Schichten der Bevölkerung eindrücklich vorgeführt.

Als Nächstes arbeitete Pasteur über die Tollwut. Damit wagte er sich an die Entwicklung einer Impfung für den Menschen und nahm es mit einem gefährlichen Erreger auf. Pasteur versuchte zunächst auch hier, den Erreger zu identifizieren, um ihn per Züchtung abzuschwächen. Doch der Ansatz scheiterte. Pasteur konnte den Tollwut-Erreger nicht ausfindig machen, was, wie wir heute wissen, daran liegt, dass es sich um ein Virus handelt, das mit damaligen Mikroskopen schlichtweg nicht zu sehen war. Einen Impfstoff entwickelte Pasteur dennoch – mit logischem Denken und einer Prise Wagnis. Weil Tollwut das Nervensystem von Tieren und Menschen befällt, folgerte er, dass der Erreger im Nervensystem zu finden sein müsse. Anstatt den Erreger in Glasschalen anzuzüchten, wie es für Bakterien ideal war, kultivierte Pasteur den Tollwut-Erreger in einer Reihe lebender Kaninchen. Er infizierte ein Kaninchen nach dem anderen mit dem Erreger aus dem vorhergehenden Tier. So züchtete er in mehreren Kaninchengenerationen ein Virus, das zur Grundlage seines Impfstoffs werden sollte. Um Gefahren zu mindern, schwächte Pasteur den Erreger in einem nächsten Schritt weiter ab, indem er das infektiöse Rückenmark des kranken Kaninchens entnahm und den Nervenstrang in zuckerwürfelgroße Stücke schnitt. Diese ließ er in einem Glaskolben trocknen, wobei Sauerstoff und Trocknungsprozess das Virus schwächten. Anschließend impfte Pasteur damit erfolgreich Hunde. 1885 stellte er seinen Impfstoff auf die endgültige Probe: Als ihm ein Junge vorgestellt wurde, der mehrfach von einem tollwütigen Hund gebissen worden war, verabreichte Pasteur dem todgeweihten Kind als erstem Menschen seinen Tollwut-Impfstoff. Ein doppeltes Experiment. Denn hier setzte Pasteur den Impfstoff nicht vorbeugend ein, sondern im Versuch, einen bereits Infizierten zu heilen – also als sogenannte Postexpositionsimpfung. Der Junge Joseph Meister erhielt vierzehn Spritzen. Er entwickelte keine Symptome und konnte schließlich gesund zu seinen Eltern zurückkehren. Pasteurs Tollwut-Impfstoff war ein Erfolg. Etwas mehr als ein Jahr später waren bereits knapp 2500 Menschen nach Bissen tollwütiger Tiere auf diese Weise gerettet worden. Einige waren für die rettende Impfung von weither nach Paris gereist.

2.5 Robert Koch und sein Fiasko mit der Tuberkuloseimpfung

Robert Koch (1843–1910) ist der Begründer der Medizinischen Mikrobiologie und Mitbegründer der modernen Medizin. Er entdeckte den Erreger der Tuberkulose, die damals die häufigste Todesursache überhaupt war. Koch identifizierte überdies *Bacillus anthracis* als Erreger des Milzbrandes und wies das Cholera-Bakterium nach. Anhand dieser und anderer richtungsweisender Entdeckungen formulierte Koch die entscheidenden Charakteristika ansteckender Krankheiten. Danach muss ein Erreger regelmäßig im Erkrankten nachgewiesen werden können. Überdies muss sich dieser in Reinkultur anzüchten lassen, bei Infektionsversuchen mit diesen Zucht-Erregern müssen sich die typischen Symptome in Experimentaltieren ausbilden. Und aus dem so Infizierten müssen sich die Erreger erneut isolieren und anzüchten lassen.

Indem Robert Koch Bakterien als Auslöser spezifischer Krankheitsbilder identifizierte, widersprach er damals gängigem Aberglauben und nicht zuletzt auch der von Rudolf Virchow (1821–1902) geprägten Denkweise, nach der Krankheiten auf die Veränderungen körpereigener Zellen zurückgeführt wurden.

So hochverdient sich Koch um die Mikrobiologie und die Medizin insgesamt gemacht hat – im Hinblick auf die Impfung ging er mit einer krassen Fehleinschätzung in die Geschichte

ein. Sein Versuch, einen Impfstoff gegen die Tuberkulose zu entwickeln, führte zum Fiasko. Am 4. August 1890 verkündete
Koch bei einem internationalen Medizinerkongress in Berlin,
er habe ein Heilmittel gegen die «Weiße Pest» gefunden. Das
Heilmittel war ein grob gereinigter Extrakt aus Überständen
von Kulturen des Tuberkulose-Erregers, der reich an Fett- und
Eiweißstoffen – sprich Antigenen – des Erregers war. Das Tuberkulin, wie er es nannte, mache Versuchstiere immun gegen
die Seuche und könne bei kranken Tieren eine ausgebrochene
Tuberkulose zum Stillstand bringen. Koch proklamierte einen
Impfstoff, der vorbeugend und zugleich therapeutisch wirke.
Auf solch ein Wundermittel aber warten wir bis heute. Eine klinische Studie widerlegte Kochs steile These. Probanden starben,
Koch musste sein Tuberkulin zurückziehen. Sein Ansatz jedoch
brachte den Tuberkulintest hervor, mit dem bis heute weltweit
die Krankheit diagnostiziert wird. Dieser zeigt an, welche Menschen den Tuberkulose-Erreger in sich tragen, und hilft, die vielen Menschen zu identifizieren, die mit den Bakterien infiziert
sind, aber nicht unbedingt an Tuberkulose erkranken. Bei diesem immunologischen Test reagieren die T-Zellen von Menschen, die mit dem Tuberkulose-Erreger infiziert sind, mit den
Antigenen im Tuberkulin. Die T-Zellen lösen eine Entzündung
aus, die dann als Rötung und Schwellung an der Injektionsstelle
nach zwei bis drei Tagen abgelesen werden kann. Die Erkennung des Tuberkulins durch eine bereits aktive Immunität
klappte also. Woran es haperte, war die Stimulation einer schützenden Immunität.

Auch wenn die Impfversuche ein Fehlschlag waren, erhielt
Robert Koch in Anerkennung seiner zahlreichen anderen Erfolge in Berlin ein spezielles Institut für Infektionsforschung,
das 1891 seine Arbeit aufnahm und später zum Robert Koch-Institut (RKI) wurde. Noch zu Kochs Lebzeiten trieben zahlreiche
Mitarbeiter dort die Infektionsforschung maßgeblich voran.
Koch selbst verbrachte die letzten Jahre seines Wissenschaftler-
lebens zu einem großen Teil in Afrika, wo er sich mit Tropen-
krankheiten beschäftigte. 1905 erhielt er für seine Arbeiten zur
Tuberkulose den Medizin-Nobelpreis.

2.6 Emil von Behring, Paul Ehrlich und
die Entdeckung der Serumtherapie

Paul Ehrlich (1854–1915) und Emil von Behring (1854–1917) arbeiteten als renommierte Mitarbeiter an Robert Kochs Institut. Sie beschäftigten sich unter anderem mit der körpereigenen Abwehr und entdeckten die Bedeutung spezifischer Antikörper – und damit die Grundlagen der erworbenen spezifischen Immunität. So können sie als Wegbereiter der modernen Immunologie gelten.

1901 bekam Emil von Behring den allerersten Medizin-Nobelpreis der Geschichte zugesprochen. Er hatte – gemeinsam mit Ehrlich – die Serumtherapie für die Diphtherie entwickelt, eine spezifische aktive und passive Impfung gegen eine damals weit verbreitete Kinderkrankheit. Schon vor Behring hatten namhafte Wissenschaftler erkannt, dass bestimmte Krankheiten nicht von Bakterien selbst ausgelöst werden, sondern deren Gifte ursächlich für die Symptome sind. Bekanntes Beispiel dafür sind die Toxine des Bakteriums *Clostridium tetani* als Ursache für die Tetanus-Erkrankung. 1890 beschrieb Behring in einer gemeinsam mit dem japanischen Gastwissenschaftler Shibasaburo Kitasato verfassten Veröffentlichung die Impfung gegen den Wundstarrkrampf. Ein Jahr später folgte die Arbeit mit Fritz Wernicke zur passiven Impfung gegen Diphtherie, die durch die Toxine des Stäbchenbakteriums *Corynebacterium diphtheriae* ausgelöst wird. Behring sterilisierte Bakterienkulturen und gewann abgeschwächte Gifte, sogenannte Toxoide. Diese waren selbst nicht mehr giftig, stimulierten aber noch kräftig das Immunsystem. Spritzte Behring die Toxoide Tieren, bildeten deren Körper daraufhin Substanzen, die die Gifte neutralisierten, sogenannte Antitoxine. Damit war die Grundlage für eine aktive Impfung gegen Bakteriengifte gelegt. Zugleich sah Behring, dass das Blutserum geimpfter Tiere andere, an Diphtherie erkrankte Tiere heilen konnte. Mithin war auch eine passive Impfung Erkrankter mit Antikörpern möglich.

Erst 20 Jahre nach diesem Durchbruch gelang Behring die aktive Impfung von Menschen gegen Diphtherie. Behring schloss

Verträge mit der Firma Hoechst zum Vertrieb des Diphtherie-Heilserums. 1904 gründete er mit den Behringwerken die erste Firma in Deutschland, die sich ausschließlich mit Impfstoffen beschäftigte. Zwar hatte Behring Antikörper für seine Forschung genutzt. Die genauen Mechanismen dieser Immuneiweiße jedoch untersuchte Paul Ehrlich. Er etablierte auch Methoden, mit denen Behrings Impfstoffe serienmäßig mit immer gleicher Qualität produziert werden konnten. Indem Ehrlich für standardisierte Giftlösungen sorgte, die den «Serumpferden» gespritzt wurden, schuf er erst die Voraussetzungen für die hohe Qualität von Behrings Antitoxinen. Später wurde Ehrlich Chef des Instituts für Serumforschung und Serumprüfung, das nach seinem Umzug nach Frankfurt am Main zum Institut für Experimentelle Therapie wurde und sich dann auch der Krebsforschung und Chemotherapie von Infektionskrankheiten widmete. Aus diesem ging später das Paul-Ehrlich-Institut (PEI) hervor. Paul Ehrlich erhielt 1908 zusammen mit Ilja Metschnikow für Untersuchungen zur Immunität den Nobelpreis.

3. Ansteckende Krankheiten und Impfung

Auch im 21. Jahrhundert bedrohen großen Seuchen, für die noch immer keine wirksamen Impfstoffe zur Verfügung stehen, die Menschheit. Dabei handelt es sich neben der neuesten Krankheit COVID-19 (für die in Windeseile Impfstoffe entwickelt wurden) insbesondere um Tuberkulose, HIV/Aids, Malaria, Dengue und Hepatitis C. Überdies eskalieren immer häufiger lokale Erreger-Ausbrüche, die sich zu Epidemien oder sogar Pandemien ausweiten können. Häufig sind Zoonose-Erreger die Ursache, die vom Tier auf den Menschen springen – und sich aufgrund der globalen Vernetzung heute rasant ausbreiten.

3.1 Erreger, Krankheitsverläufe und Ausbreitungsarten

Zentrales Kennzeichen von Infektionskrankheiten ist deren Übertragbarkeit. Als Auslöser kommen Bakterien, Viren, Protozonen, Pilze oder Würmer in Frage. Erreger, die in der Lage sind, in einem Wirt Schaden anzurichten, bezeichnet man in der Fachsprache als pathogene Erreger. Solche, die bei gesunden Personen durchgehend eine Erkrankung hervorrufen, werden obligat pathogene Erreger genannt. Zu ihnen gehören Masern- und Mumps-Viren oder das humane Immundefizienz-Virus (HIV), das Aids auslöst. Aus der Bakterienwelt zählen die Erreger von Typhus oder Pest dazu.

Dennoch rufen einige pathogene Erreger erst eine Krankheit hervor, wenn bestimmte Faktoren zusammenkommen, die die Infektion oder Krankheiten ermöglichen. Zu dieser Gruppe gehören Staphylokokken, Pneumokokken und der Tuberkulose-Erreger sowie aus der Virenwelt zum Beispiel SARS-CoV-2. Um keine Missverständnisse aufkommen zu lassen: Diese Erreger haben durchaus das Potenzial, auch in gesunden Menschen eine Krankheit auszulösen. Hingegen sind opportunistische Keime für Gesunde zunächst harmlos und rufen erst dann ein Krankheitsbild hervor, wenn sie auf eine geschwächte Körperabwehr stoßen. Unter den Opportunisten finden sich auch die Erreger sogenannter Nosokomialinfektionen, die etwas verkürzt auch als «Krankenhauskeime» bezeichnet werden. Es handelt sich häufig um Bakterien oder Pilze, die aus dem Umfeld oder dem Patienten selbst stammen – und die über medizinisches Gerät wie einen Katheter oder Tubus oder bei Wundinfektion übertragen werden und sich in geschwächten Menschen ausbreiten können. Gefürchtet sind vor allem jene Keime, die gegenüber Medikamenten unempfindlich sind, also Resistenzen oder gar Multiresistenzen entwickelt haben, wie etwa MRSA (multiresistenter *Staphylococcus aureus*), bestimmte Stämme von *Escherichia coli* oder einige *Candida-albicans*-Pilze.

Vom Krankheitsverlauf her unterscheidet man akute und chronische Krankheiten. Erreger akuter Infektionen werden im Körper meist erfolgreich bekämpft, sobald die erworbene Immunität in Schwung gekommen ist. Gegen viele von ihnen stehen zudem äußerst wirksame Impfstoffe zur Verfügung. Erreger chronischer Erkrankungen unterlaufen das Immunsystem auch langfristig, wie dies bei der Tuberkulose der Fall ist. Mit ihrem Erreger ist etwa ein Viertel der Weltbevölkerung infiziert. Rund zehn Prozent dieser knapp zwei Milliarden Menschen werden im Lauf ihres Lebens an Tuberkulose erkranken.

Von SARS-CoV-2-Infektionen ist den meisten Menschen bekannt, dass sie bei einem Teil der Infizierten ohne Symptome verlaufen, in der Medizin spricht man von inapparenten oder asymptomatischen Verläufen. (Wobei hierfür der Zeitfaktor zu beachten ist: Wer heute asymptomatisch ist, kann morgen Symptome zeigen.) Bei der Kinderlähmung (Polio) verlaufen sogar 99 Prozent der Infektionen inapparent.

Von Herpes-Viren ist bekannt: Bei manchen Erregern verlaufen Infektionen latent, einige können lebenslang im Körper bleiben. Viele Menschen kennen das von Varizella-Zoster-Viren, den Erregern der Windpocken, die auch zur Herpes-Virengruppe zählen: Nach abgeklungener akuter Erkrankung verstecken sich die Viren in den Nervenknoten am Rückenmark, sogenannten Spinalganglien –, wo sie der Immunantwort entgehen. Bei Immunschwäche kann es zur Reaktivierung der Infektion kommen, die sich in einer schmerzhaften Gürtelrose äußert.

Viele Erreger zeichnen sich durch eine Wirtsspezifität aus. Einige befallen ausschließlich bestimmte Tierarten, nicht aber den Menschen. Andere Erreger, etwa das Syphilis-Bakterium, sind spezifisch nur für den Menschen. Zoonose-Erreger können sowohl Menschen als auch Tiere infizieren. Ihre Bedeutung ist immens, wie zuletzt die COVID-19-Pandemie gezeigt hat: Zooanthroponosen, bei denen ein Erreger von einem Tier auf den Menschen überspringt, machen 70 Prozent aller neuen Infektionskrankheiten aus. Interessant ist in dem Zusammenhang die Rolle bestimmter Wildtiere als Reservoire für Erreger: So können Fledermäuse zahlreiche Viren, die auch für Menschen gefährlich sind, in sich tragen – von SARS-CoV-1 (das erste SARS-Virus) und SARS-CoV-2 (das jetzige Virus der COVID-19-Pandemie) über Ebola-, Marburg-, Nippah- und Lassa-Viren bis zu altbekannten Erregern wie den Viren der Tollwut oder Hepatitis C. Dabei erkranken Fledermäuse selbst nicht, was unter anderem auf Besonderheiten im Immunsystem der fliegenden Säuger zurückgeführt und seit einigen Jahren intensiver erforscht wird.

Wie gefährlich ein Keim für seinen Wirt werden kann, unterscheidet sich mitunter auch innerhalb einer Erregerart stark. Es existieren sowohl Viren als auch Bakterien, deren Stämme gravierend verschiedene Virulenzen aufweisen können. Diese beruhen auf Mechanismen, die inzwischen auf molekularer Ebene gut verstanden werden. Unter den vielen bakteriellen Virulenzfaktoren finden sich zum Beispiel:

– Faktoren, die einen Erreger beweglich machen, so dass er vor angreifenden Zellen fliehen kann;
– Faktoren, die die Anheftung der Erreger an die Wirtszelle fördern;
– Faktoren, die das Eindringen in die tieferen Schichten des Wirts ermöglichen;
– Faktoren, die Fresszellen abtöten oder ihre Abwehrfunktion behindern;
– Faktoren, die dazu führen, dass die Immunität das Krankheitsbild verschlimmert, z. B. durch einen Schock bzw. Zytokinsturm.

Viren nehmen unter den Erregern eine Sonderstellung ein, denn sie sind nicht eigenständig lebensfähig. Ihr Ein und Alles ist ihr Erbgut, das in Form von Nukleinsäuren (je nach Virus entweder DNA oder RNA) im Innern des Viruspartikels liegt. Nach außen wird das Virus-Erbgut von einem Kapsid geschützt. Behüllte Viren tragen eine weitere Schutzschicht, die aus Lipiden besteht. In diese Fette sind Glykoproteine (Eiweißstoffe mit Zuckergruppen) eingebaut, die aus der Hülle herausragen und daher auch als Spikes bezeichnet werden. Oft vermitteln diese, wie auch bei SARS-CoV-2, die Anheftung an die Wirtszellen. Zugleich stellen sie für eine Impfung wichtige Antigene dar.

Auf den Medizin-Nobelpreisträger Peter Medawar wird die passende Virus-Kurzdefinition zurückgeführt, ein Virus sei «eine in einem Protein verpackte schlechte Nachricht». Denn sobald ein Virus an seine Wirtszelle andockt, übernimmt es dort sozusagen das Kommando. In der Regel laufen folgende Prozesse dabei ab: Eintritt in die Zelle, Enthüllung zur Freilegung der Nukleinsäure, Vermehrung der viralen Nukleinsäuren, Synthese der Virusbestandteile, Zusammenbau und Freisetzung der nächsten Virengeneration.

Auch Viren können sich in ihren krank machenden Fähigkeiten verändern, so dass unterschiedliche Stämme oder Typen mehr oder weniger virulent sind. Wie SARS-CoV-2 demonstriert, entstehen durch Mutationen neue Varianten, die mitunter infektiöser oder virulenter sein können.

Viele virale Erkrankungen sind von der Organspezifität des Erregers geprägt. Hepatitis-Viren etwa schädigen die Leber. Einige Viren, darunter SARS-CoV-2 oder bestimmte Grippeviren, können zusätzlich eine überschießende Immunreaktion, ähnlich einem septischen Schock, auslösen. Dabei kommt es zu einem sogenannten Zytokinsturm, einem massiven Anfluten bestimmter Immun-Botenstoffe mit Symptomen wie Fieber, Muskelschmerz und der Gefahr von Herz- oder Multiorganversagen.

Vom Ausbruch bis zur Pandemie

Auch wenn sich in der COVID-Pandemie viele Nichtmediziner ein erstaunliches Fachwissen und -vokabular angeeignet haben, soll hier in aller Kürze eine Übersicht über die wichtigsten Begriffe der Epidemiologie gegeben werden. Taucht ein alter oder neuer Erreger in einem Gebiet auf, sprechen wir zunächst vom Ausbruch einer Krankheit. Ausbrüche können sich auswachsen – etwa zu einer *Endemie*. Davon sprechen wir, wenn eine ansteckende Krankheit sich in einem bestimmten Gebiet festsetzt und dort immer wieder aufflackert. Eine Endemie ist räumlich begrenzt, aber zeitlich unbegrenzt. So kommt die Pest in Teilen der USA immer noch regelmäßig vor.

Weitet sich ein Ausbruch aus, wird er zur *Epidemie*. Epidemien verschwinden wieder, sie sind räumlich und zeitlich begrenzt. In den zurückliegenden Jahren war dies bei Ebola der Fall. Trotz seines Pandemie-Potenzials konnte das Virus, das an verschiedenen Orten Afrikas auftrat, unter Kontrolle gebracht werden – auch dank inzwischen vorhandener Impfstoffe. Was eine *Pandemie* bedeutet, hat uns COVID-19 gelehrt: Eine ansteckende Krankheit breitet sich in kurzer Zeit räumlich unbegrenzt aus. Meist denken wir bei Pandemien in kürzeren zeitlichen Dimensionen. Aber auch HIV/Aids, das sich in den 1970er bis 80er Jahren verbreitete, zählt als Pandemie. Ebenso kann man Hepatitis C als Pandemie bezeichnen, wenn man den Verlauf bis zurück zur Entdeckung des Erregers in den 1970er bis 80er Jahren denkt. Allerdings ist die Erkrankung selbst schon länger bekannt. Tuberkulose und Malaria lassen sich weniger eindeutig als Pandemien charakterisieren. Die Krankheiten sind schon seit Tausenden Jahren verbreitet, und aus den Industrieländern sind sie heute weitestgehend zurückgedrängt.

3.2 Wichtige Infektionskrankheiten, gegen die Impfungen vorliegen

Mit Impfungen konnten zahlreiche ansteckende Krankheiten weitgehend zurückgedrängt werden. Die WHO beziffert die Zahl der mit Vakzinen jährlich geretteten Menschenleben auf rund drei Millionen. Vor allem die Kindersterblichkeit wurde stark gesenkt. Starben 1990 von 1000 lebend geborenen Kindern 93 noch vor ihrem fünften Geburtstag, sind es heute 38. Diese beeindruckende Reduktion ist insbesondere auf die Impferfolge in den ärmeren Ländern gegen Ende des 20. Jahrhunderts zurückzuführen. Bei uns begann der Umschwung bereits in den 1950er Jahren. Durch die Einführung der Kleinkind-Impfung wurden bedeutende Infektionskrankheiten unter Kontrolle gebracht.

Eine Übersicht über empfohlene Impfungen in Deutschland gibt Abbildung 5.1. Für viele Erreger aber gibt es nach wie vor keine wirksamen Impfstoffe. Von einigen wird in diesem Buch die Rede sein. Im Folgenden beschreibe ich kurz die wichtigsten Infektionskrankheiten und gehe auf vorhandene Impfungen ein. Danach benenne ich die großen Seuchen, für die Vakzinen am dringendsten benötigt werden.

Kinderkrankheiten

Neugeborene und Kleinkinder sind aus zwei Gründen für Infektionskrankheiten besonders anfällig: Ihr Immunsystem ist noch nicht vollständig gereift und daher weniger gut in der Lage, den Körper gegen Krankheitserreger zu schützen. Zudem kommen Neugeborene immunologisch naiv zur Welt, sie selbst haben in der Regel noch keine Infektionen durchgemacht und daher noch keine spezifische Immunität erworben. Ganz ungeschützt sind Neugeborene aber nicht. Sie tragen eine Leihimmunität in sich, die auf mütterlichen Antikörpern beruht, die im Verlauf der Schwangerschaft aus dem mütterlichen Blutkreislauf über die Plazenta in den Fötus gelangt sind. Diese Antikörper übernehmen in den ersten Lebensmonaten die Abwehr. Stillkinder erhalten mit der Muttermilch zusätzlich Antikörper und weitere immunologisch aktive Zellen und Wirkstoffe von der Mutter.

Der Begriff Kinderkrankheiten kann in mehrfacher Hinsicht in die Irre führen: Er bedeutet weder, dass wir es mit kinderleicht zu überstehenden Krankheiten zu tun hätten (im Gegenteil!), noch mit Krankheiten, an denen nur Kinder erkranken könnten. Vielmehr handelt es sich um meist akut verlaufende Infektionskrankheiten (mit zum Teil hochgradig gefährlichen Verlaufsvarianten), gegen die der Körper im Infektionsverlauf eine schützende Immunantwort aufbaut, die im Idealfall ein Leben lang vorhält. Bevor es Impfstoffe gab, erkrankte ein Großteil aller Kinder an diesen Krankheiten – daher die Bezeichnung. Wer die Krankheit überstand, war danach immun. Ohne diesen erworbenen Immunschutz sind auch Erwachsene empfänglich für Kinderkrankheiten, oft erkranken sie sogar schwerer als Kinder. Heute gibt es gegen die meisten Kinderkrankheiten Impfstoffe, so dass sie in den Industrieländern und zunehmend auch in den Entwicklungsländern ihren Schrecken verloren haben. Die Kinderlähmung (Polio) konnte sogar völlig aus unseren Breiten verdrängt werden und steht kurz vor ihrer weltweiten Ausrottung.

Gegen die Viruskrankheiten Masern, Mumps, Röteln und Windpocken schützt ein Vierfach-Impfstoff aus abgeschwächten Erregern. Masern werden oft unterschätzt, da die Krankheit

milde verlaufen und nach einer fiebrigen Attacke ausheilen kann.
Aber Masern-Viren unterdrücken die körpereigene Immunantwort, was es anderen Erregern leichter macht, das Kind zu befallen. Diese vorübergehende Immunschwäche kann Monate
bis Jahre dauern, gefürchtete Komplikationen sind Lungenentzündungen und Entzündungen des Gehirns. Mumps verursacht
typischerweise Schwellungen der Speicheldrüsen, manchmal aber
auch eine Hirnhautentzündung. Außerdem kann die Krankheit
bei Jungen zur Sterilität führen. Röteln bewirken meist ein eher
harmloses Krankheitsbild, können bei Schwangeren aber eine
Fehlgeburt oder Schädigung des Neugeborenen auslösen. Die
Windpocken äußern sich in einem juckenden Hautausschlag
mit Bläschenbildung und können, weil der Erreger in Nervenzellen überdauert, im höheren Alter als äußerst schmerzhafte
Gürtelrose erneut ausbrechen. Als Letztes sei die Kinderlähmung erwähnt, die zu schweren Nervenschädigungen führen
kann, in deren Folge es zu Atemlähmung und Herzversagen
kommen kann. Auch wenn das Poliovirus aus unseren Breiten
verschwunden ist, ist es wichtig, weiter zu impfen, weil andern-
falls die Gefahr besteht, dass sich die Polioviren von Reservoi-
ren in Pakistan oder Bangladesch ausgehend wieder ausbreiten.

Unter den bakteriellen Kinderkrankheiten sind in erster Linie
Keuchhusten und Diphtherie zu nennen sowie eine weitere Erkrankung, für die es keinen griffigen Namen gibt: Haemophilus
influenzae Typ B (kurz HiB). Dieses Bakterium erhielt seinen
Namen, weil man es fälschlicherweise für den Erreger der
Grippe (Influenza) hielt. Es ruft ebenfalls u.a. Lungenentzündungen hervor und kann potenziell tödliche Hirnhautentzün-
dungen auslösen, die selbst nach Heilung häufig Langzeit-
schäden nach sich ziehen. Auch Diphtherie und Keuchhusten
befallen die Atemwege. Die heftigen Hustenanfälle beim Keuchhusten können zu einem Atemstillstand führen und tödlich sein.
Bei der Diphtherie ist der Atemstillstand durch eine Verstop-
fung der Atemwege gefürchtet. Gegen alle drei Krankheiten gibt
es wirksame Impfstoffe, unter anderem einen Sechsfach-Impf-
stoff, der neben HiB, Diphtherie und Keuchhusten auch gegen
Tetanus, Kinderlähmung und Hepatitis B schützt.

Andere Krankheiten, gegen die zum Großteil
Impfstoffe vorliegen, nach Gruppen

Erkrankungen der Atemwege   Infektionen der Atemwege treten häufig auf, da wir bei jedem Einatmen auch Keime aus der Umgebung aufnehmen. Unkomplizierte Infektionen der oberen Atemwege, die wir häufig als Schnupfen, Husten, Halsschmerzen und Heiserkeit bezeichnen, gehen in den weitaus meisten Fällen auf Viren zurück. Darunter sind Rhinoviren, einige weniger gefährliche Typen von Coronaviren sowie Adenoviren und RSV (respiratorische Synzytial-Viren).

Geimpft wird vorrangig gegen Erreger, die schwere Erkrankungen wie Lungenentzündungen auslösen. Am bekanntesten ist hier sicher die Grippe, gegen die der Impfschutz jährlich erneuert werden muss. Zurückzuführen ist dies auf eine besonders hohe Mutationsrate der Grippeviren, wodurch der Erreger seinen Antigen-Bestand sehr häufig ändert, was zur Folge hat, dass die neuen Viren den spezifischen Immunschutz gegen die Viren vom letzten Jahr unterlaufen. Weltweit erkranken mit großer Schwankungsbreite jährlich zwei bis fünf Millionen Menschen an einer Grippe, von denen 250 000 bis 500 000 versterben. Seit Jahren wird an der Entwicklung eines Universalimpfstoffs geforscht, der gegen die unterschiedlichen Grippe-Erreger wirkt, etwa weil die Immunität sich gegen weniger veränderliche Virusteile richten würde.

Als bakterielle Erreger sind vor allem Pneumokokken und Klebsiellen wichtig, von denen in erster Linie Kleinkinder und Ältere mit geschwächtem Immunsystem betroffen sind. Gegen Pneumokokken gibt es einen Impfstoff, gegen Klebsiellen nicht.

Magen-Darm-Erkrankungen   Erreger dieser Erkrankungen gelangen fast immer über kontaminierte Nahrungsmittel und Getränke, einschließlich Trinkwasser, in den Körper. Auch Schmierinfektionen, etwa beim Händeschütteln, sind möglich, weshalb gutes Händewaschen effektiv schützt. Unter den Viren sind in erster Linie Noroviren und Rotaviren relevant. Gegen Letztere liegt ein Impfstoff vor. Gegen Noroviren ist dies nicht der Fall. Überdies kann man an Noroviren mehrfach und auch in kurzer Folge erkranken, denn es bildet sich nach einer Infektion keine schützende Immunität aus.

Bakterielle Magen-Darm-Infekte sind in unseren Breitengraden häufig auf Campylobacter-Infektionen zurückzuführen, bei denen die Ansteckung meist über kontaminiertes Geflügelfleisch oder Trinkwasser läuft. Reisende haben es insbesondere in den Tropen oft mit Durchfallerkrankungen zu tun, hinter denen bestimmte *E.-coli*-Stämme stecken, die Toxine freisetzen. Zu den klassischen Durchfall-Erregern gehören überdies Shigellen, die Ruhr auslösen, und Vibrionen als Erreger der Cholera. Gegen Letztere ist in Deutschland eine Schluckimpfung zugelassen, die allerdings verbesserungswürdig ist. Gefürchtet sind größere Ausbrüche von Typhus, der mit schweren Durchfällen und Fieberschüben einhergeht. Weltweit erkranken jährlich mehr als 20 Millionen Menschen an der von *Salmonella Typhi* hervorgerufenen Krankheit, etwa 200 000 davon sterben. Gegen Typhus gibt es einen Lebendimpfstoff, der oral verabreicht wird, und einen Totimpfstoff, der injiziert wird. Die Erfolge sind allerdings in beiden Fällen nicht überwältigend: Bei etwa 60 Prozent der Geimpften wird ein gewisser Schutz erzielt.

Andere Salmonellenstämme, die auch in Deutschland endemisch vorkommen, lösen vergleichsweise mildere Magen-Darm-Beschwerden aus. Infektionen finden meist über rohes Geflügelfleisch und Rohei-Lebensmittel statt, da Salmonellen in vielen Geflügelhaltungen verbreitet sind. Über Nahrungsmittel werden auch bestimmte Staphylokokkenstämme übertragen, die ein Lebensmittelgift ausschütten. Weil das Toxin hitzestabil ist, verhindert auch Erhitzen der Lebensmittel eine Staphylokokken-Durchfallerkrankung nicht.

Summa summarum ist die Bilanz der Impfung gegen Magen-Darm-Erkrankungen unbefriedigend.

Lebererkrankungen   Hepatitis A bis E: Obwohl es sich um unterschiedliche Virusfamilien handelt, wurden die Erreger infektiöser Leberentzündungen alle kurzerhand nach der Krankheit, gefolgt von einem Buchstaben, benannt. Hepatitis A und E werden über Schmierinfektionen bzw. kontaminierte Lebensmittel oder Trinkwasser übertragen, wobei Hepatitis A bei uns weit häufiger vorkommt als Hepatitis E. In beiden Fällen verläuft die Erkrankung akut und heilt dann meist aus. Danach ist man lebenslang immun, also gegen eine weitere Infektion geschützt. Die Impfung gegen Hepatitis A hat wesentlich dazu beigetragen, dass diese Erkrankung seltener geworden ist. Mehr zu fürchten sind Hepatitis B und C, bei denen die zugrunde liegenden Viren über Blutkontakt übertragen werden, etwa bei Bluttransfusionen, Tätowierungen oder Geschlechtsverkehr. In Deutschland sind kontaminierte Blutkonserven heute ausgeschlossen, weil diese auf die Viren getestet werden. Eine Erkrankung an Hepatitis B, C und D verläuft als akute Leberentzündung, die dann chronisch werden und sich bis hin zu Leberzirrhose und Leberkrebs entwickeln kann. Die Impfung gegen Hepatitis B schützt gegen die Infektion und damit gegen alle Krankheitsbilder, auch gegen Leberkrebs. Da das Hepatitis-D-Virus vom Hepatitis-B-Virus abhängig ist, umfasst der Schutz sowohl Hepatitis-B- als auch Hepatitis-D-Viren. Gegen Hepatitis C gibt es noch keine Impfung, was später thematisiert wird.

Geschlechtskrankheiten   Geschlechtskrankheiten gehören weltweit zu den häufigsten Infektionskrankheiten. Humane Papillom-Viren (HPV) können, ähnlich wie Hepatitis-B-, -C- und -D-Viren, Krebs auslösen, in diesem Fall Tumore des Gebärmutterhalses. Seit einigen Jahren stehen Impfungen gegen eine Reihe humaner Papillom-Viren zur Verfügung. Sie verhindern eine Infektion mit den jeweiligen Virustypen und schützen so vor von ihnen ausgelöstem Zervikalkrebs. Das bedeutendste über Sexualkontakte übertragene Virus ist das HIV. Weil es zu den wichtigen Erregern zählt, gegen die es dringend Impfstoffe braucht, ist ihm ein eigenes Unterkapitel gewidmet ist (s. S. 40).

Gegen eine Reihe anderer Geschlechtskrankheiten gibt es bis heute keine Impfung, darunter die durch Bakterien hervorgerufenen Krankheiten Syphilis und Gonorrhoe. Weniger bekannt aber weitaus häufiger sind die Erreger *Chlamydia trachomatis* und der parasitäre Einzeller *Trichomonas vaginalis*. Weltweit

tragen mehrere hundert Millionen Menschen sie in sich. Impfstoffe gibt es bisher nicht.

Erkrankungen des zentralen Nervensystems   Bei Erkrankungen
des zentralen Nervensystems kommt es häufig zu Entzündungen von Gehirn und Rückenmark, fachsprachlich Enzephalitis
und Myelitis genannt. Häufig sind dann auch die Hirnhäute
betroffen und es liegt zusätzlich eine Meningitis vor. Unter den
Viren kommen zahlreiche Vertreter als Verursacher in Frage,
darunter zum Beispiel Herpes-simplex- und Tollwut-Viren, aber
auch Mumps-Viren und HIV. Gegen Tollwut und Mumps gibt
es Impfstoffe. Eine akute Meningitis wird in erster Linie von
den bakteriellen Erregern HiB, Pneumokokken und Meningokokken hervorgerufen, für alle drei stehen Impfstoffe zur Verfügung.

Sepsis, septischer Schock und Zytokinsturm   Gelangen Erreger ins
Blut, kommt es zu einer generalisierten Infektion, die zu einer
systemischen Entzündung und zu einem septischen Schock führen kann. 2017 erkrankten weltweit rund 50 Millionen Menschen an einer Sepsis, jeder fünfte Betroffene starb daran. In
Deutschland betrifft die Krankheit jährlich rund 300 000 Menschen, bei nahezu 100 000 verläuft sie tödlich.

Häufigste Ursache sind pathogene Bakterien wie Pneumokokken, Meningokokken, Streptokokken und Staphylokokken,
die sich meist von einem lokalen Herd aus im Körper verbreiten. Auch opportunistische Erreger können, insbesondere bei
immungeschwächten Personen, zu einer Sepsis führen. Besonders in Kliniken und Altenheimen sind Bakterien, die gegen
einzelne oder zahlreiche Antibiotika resistent sind, gefürchtete
Sepsis-Erreger. Doch selbst wenn Antibiotika greifen, kann es
im Behandlungsverlauf zu einem lebensbedrohlichen Schock
kommen, der letztendlich von einer übermäßigen Produktion
körpereigener Immunbotenstoffe ausgelöst wird und den wir
heute meist als Zytokinsturm bezeichnen. Diese gefürchtete
Komplikation, die von einer unkontrollierten Immunstimula-
tion ausgeht, wird auch von manchen bakteriellen Toxinen

(etwa vom toxischen Schocksyndrom-Toxin von Staphylokokken) ausgelöst. Überdies kommt sie bei viralen Infektionen vor und kann nicht zuletzt bei schweren COVID-19-Verläufen zur Lebensbedrohung führen.

Einen generellen Impfstoff gegen Sepsis gibt es naturgemäß nicht. Wo immer die Impfung gegen einen Erreger möglich ist, trägt sie indirekt auch zur Verringerung des Sepsisrisikos bei. Seit Jahrzehnten wird versucht, die körpereigenen Botenstoffe, die für einen septischen Schock bzw. einen Zytokinsturm verantwortlich sind – sogenannte Zytokine –, mit neutralisierenden Antikörpern abzufangen. Zunächst wurden dazu Blutseren Gesundeter verwendet, seit einiger Zeit können Antikörper gentechnisch hergestellt werden. Doch selbst mit Cocktails mehrerer solcher monoklonalen Antikörper bleibt die Behandlung kompliziert, weil die Prozesse beim septischen Schock und im Verlauf des Zytokinsturms extrem vielschichtig sind (s. Kap. 5.5).

3.3 Globale Seuchen, für die wir dringend Impfstoffe brauchen

Für zahlreiche hochbedrohliche Erreger gibt es noch keine Impfstoffe. Grundsätzlich gibt es dafür drei mögliche Gründe:

1. Die Erkrankung wird vernachlässigt, meist, weil sie auf arme Länder beschränkt ist, und die Impfstoffentwicklung für ökonomisch nicht vertretbar gehalten wird. Dies gilt in erster Linie für die vernachlässigten Erkrankungen, die meist von Würmern und einzelligen Parasiten hervorgerufen werden, aber lokal begrenzt auftreten. Solche Endemien stellen natürlich eine humanitäre Katastrophe dar. In diesem Buch über Impfung werde ich dieses Thema aber weitgehend ausklammern.

2. Bei neu auftauchenden Erregern braucht es Zeit, um die einer Infektion zugrunde liegenden Mechanismen und relevante immunologische Charakteristika zu erforschen. Das jüngste Beispiel SARS-CoV-2/COVID-19 fällt in diese Gruppe. Es zeigt zugleich, dass finanzielle Ressourcen die Impfstoffentwicklung mitunter massiv beschleunigen können. Wobei SARS-CoV-2, nach allem, was wir wissen, aus Sicht der Im-

munologie und Impfstoffforschung ein eher fassbarer Erreger
sein dürfte und herkömmliche Immunisierungsmethoden geeignet sind, das Virus aufzuhalten, wenn nicht sogar weitestgehend unter Kontrolle zu bringen.

3. Bei manchen Erregern sind die Mechanismen der Infektion
und Immunität hochkomplex. Dies ist für viele Erreger chronischer Erkrankungen der Fall, die der Immunantwort auf
unterschiedliche Art entweichen können; wir sprechen von
Evasion. Einigen Erregern gelingt dies, indem sie sich in Zellen «verstecken», wie es die Malaria- und Tuberkulose-Erreger perfektioniert haben. Andere Erreger entkommen dem
Immunsystem, indem sie ihre äußeren Merkmale verändern,
also jene Antigene, die für den Immunschutz verantwortlich sind. Hierzu zählen Grippeviren, aber auch HIV ist ein
Meister der Veränderung. Überdies gibt es die Möglichkeit,
dass Erreger die Immunantwort «sprengen». HIV etwa zerstört CD4-T-Zellen als zentrale Koordinationsstellen der Immunantwort.

Besonders herausfordernd für die Impfstoffforschung sind Erreger, die mehrere dieser Fähigkeiten besitzen. HIV etwa verändert sich nicht nur laufend im Patienten, sondern setzt zugleich
die schützende Immunität außer Kraft. In diese Gruppe der Erreger fallen auch solche, die die eigentlich schützende Immunität
sozusagen umpolen – und sie in einen schädigenden Effekt verwandeln. Dies tritt ein, wenn Viren z.B. einen Zytokinsturm
verursachen, wie es SARS-CoV-2 und Dengue-Viren vorma-
chen. Schauen wir uns nun die einzelnen Erreger etwas genauer
an:

Pandemische Grippe

Wenn ich die Grippe hier aufführe, dann nicht wegen der uns
vertrauten saisonalen Grippe, sondern wegen der Gefahr einer
Grippe-Pandemie. Beispiele aus der Vergangenheit gibt es mehrere: Die Spanische Grippe kostete 1918/19 rund 50 Millionen
Menschen das Leben, bevor sie wieder verschwand. Für die Asi-
atische Grippe von 1957 werden rund zwei Millionen Todes-

opfer gezählt, für die Hongkong-Grippe 1968 etwa eine Million. 2009 verlief die Schweinegrippe H1N1 milder als befürchtet, weltweit starben weniger als 20 000 Menschen. Auch der Vogelgrippe-Erreger H5N1, der seit den 1990er Jahren immer wieder sporadisch aufgetaucht ist, hat bislang glücklicherweise keine Pandemie ausgelöst. H5N1 ist zwar äußerst tödlich, war aber bisher nur schlecht von Mensch zu Mensch übertragbar.

Influenzaviren sind Meister der Verwandlung. Wie von der saisonalen Grippe bekannt, verändert sich der Erreger von Jahr zu Jahr leicht. Wir nennen die Mechanismen dieser schwachen Veränderung Shift. Gegen die neuen, leicht veränderten Viren können recht schnell neue Impfstoffe entwickelt werden. Diese Impfung ist zwar alles andere als perfekt, aber sie kann das Risiko einer schweren Erkrankung besonders von gefährdeten Personen verringern.

Influenzaviren sind zoonotische Erreger. Richtig gefährlich wird es, wenn das Virus sich völlig neu sortiert und auf einen Schlag stark verändert. Häufig geschieht dies, wenn unterschiedliche Grippeviren in einem tierischen Zwischenwirt, etwa Geflügel oder Schweinen, aufeinandertreffen. Dann kann es zum Austausch ganzer Genblöcke kommen, den wir als Gen-Drift bezeichnen. Das neu entstandene Virus kann dann entweder direkt auch für Menschen hochinfektiös sein. Alternativ kommt es vor, dass der Erreger sich in wenigen Personen einnistet und dort weitere Fähigkeiten erlangt, die ihn ansteckender und vielleicht auch virulenter machen. Gegen derartig stark veränderte Grippeviren kann man nicht mit einem leicht modifizierten Impfstoff antreten. Dann müssen neue Vakzinen entwickelt werden, was Zeit braucht.

Bei aktuell vorliegenden Influenza-Impfstoffen richtet sich der Impfschutz gegen Antigene des Virus, die während des Shift leicht und bei einem Drift vollständig verändert werden. Schon länger wird an einem Universalimpfstoff geforscht, der effektiv gegen alle neu auftretenden Grippeviren schützt. Solch eine Vakzine muss sich gegen Antigene richten, die in allen bekannten Viren der saisonalen Grippe und in neu auftretenden Drift-Varianten gleich sind, man spricht von konservierten Antigenen. Solch ein Impfstoff muss mit einem potenten Verstärker ausgestattet sein, um eine ausreichend starke Immunantwort auszulösen, die sowohl auf Antikörpern als auch auf T-Zellen aufbaut.

HIV/Aids

HIV stammt ursprünglich aus Schimpansen und hat sich seit den 1970er und 80er Jahren pandemisch unter Menschen verbreitet. Aktuell sind weltweit 38 Millionen Menschen mit HIV infiziert. 2019 haben sich schätzungsweise 1,7 Millionen Menschen neu angesteckt, 690 000 Menschen starben an Aids. Die moderne antiretrovirale Therapie (ART), wie die Aids-Therapie genannt wird, erlaubt heute eine erfolgreiche Behandlung der Krankheit, aber keine Heilung. Bei effektiver ART gelingt es, dass infizierte Menschen selbst nicht mehr ansteckend sind. ART bedeutet eine konsequente, lebenslange Einnahme von mehr als drei Medikamenten.

Beim HIV haben wir es mit einem extrem trickreichen Erreger zu tun, dessen Mutationsfähigkeit enorm ist. Selbst bei effektiver Therapie besteht die Gefahr, dass das Virus im Körper mutiert und Resistenzen gegen die eingesetzten Medikamente ausbildet. Weil das Virus die CD4-T-Zellen des Immunsystems missbraucht, kann es eine gefährliche Immunschwäche auslösen, die der dann bestehenden Erkrankung den Namen Aids gab: Acquired Immunodeficiency Syndrome bedeutet übersetzt erworbenes Immunschwäche-Syndrom. Menschen mit HIV sind empfänglich für andere Infektionen. In unseren Breiten leiden HIV-Infizierte meist unter opportunistischen Erregern, zu denen Pilze, Parasiten und Viren gehören. Weltweit betrachtet sind Ko-Infektionen mit Tuberkulose und Hepatitis C besonders relevant. 15 Prozent aller HIV–Infizierten tragen zusätzlich Hepatitis-C-Viren. Das Risiko, an einer Tuberkulose zu erkranken, ist für HIV-Infizierte zehn Mal erhöht im Vergleich zu nicht Infizierten. Tuberkulose ist heute die häufigste Todesursache bei Aids-Patienten. Andersherum war HIV/Aids die wichtigste Ursache für die dramatische Zunahme der Tuberkulose.

Trotz aller Anstrengungen sind die Erfolge bei der Entwicklung eines HIV-Impfstoffs eher dürftig. Den besten Erfolg erzielte bislang eine Vakzine mit dem Namen RV140, die in einer klinischen Studie in Thailand etwa 30 Prozent Schutz gegen eine Infektion bot. Bei der Impfung werden zwei unterschiedliche Impfstoffe eingesetzt (sogenanntes heterologes Prime Boost): Die Erstimmunisierung erfolgte mit einem zuvor bereits getesteten Impfstoff (ALVAC-HIV), der viermal injiziert werden musste. Er basiert auf einem Trägervirus, das gentechnisch so verändert wurde, dass es drei wichtige Proteine des HI-Virus ausbildet. Zur Auffrischungsimpfung kam AIDSVAX zum Einsatz, die zweimal verabreicht wurde und einen anderen Virusvektor enthält, der auch ein anderes HIV-Protein ausbildet. Man nimmt an, dass der Impfstoff ALVAC-HIV in erster Linie die T-Zell-Immunität anregt, und AIDSVAX die auf Antikörpern beruhende humorale Immunität besonders stärkt. Es gilt als sicher, dass für einen erfolgreichen Schutz gegen HIV/Aids Antikörper und T-Zellen benötigt werden. Bei RV140 dürfte der Schutz allerdings in erster Linie auf Antikörpern beruhen.

In der Zwischenzeit wurden sogenannte breitneutralisierende Antikörper identifiziert. Sie spielen eine wichtige Rolle beim Schutz vor der HIV-Infektion, sind aber sehr schwer zu stimulieren. Um ihren Einsatz zur passiven Immunisierung zu testen, wurden klinische Studien gestartet, die Anfang 2021 noch liefen. Außerdem fanden Studien zur aktiven Immunisierung statt, die auf die kombinierte Aktivierung einer starken Killer-T-Zellantwort und die Stimulation wirksamer breitneutralisierender Antikörper abzielen.

Hepatitis-C-Virus (HCV)

Das Hepatitis-C-Virus (HCV) kommt in einer ganzen Reihe von Varianten vor. Die Krankheit verläuft bei 85 Prozent der Infizierten chronisch. 2018 litten daran weltweit etwa 70 Millionen Menschen. 15 bis 20 Prozent der Betroffenen hatten eine Hepatitis-C-Zirrhose, aus der sich bei 2 bis 3 Prozent der Patienten Leberkrebs entwickelt.

In den vergangenen zehn Jahren wurde eine hochwirksame Chemotherapie entwickelt, mit der Hepatitis C geheilt werden kann. Weil die Immunität nach überstandener Infektion jedoch ungenügend ist, sind Neuinfektionen möglich. Aus den unterschiedlichen Verläufen einer Infektion (nicht alle akuten Infektionen werden chronisch, und nicht alle chronischen Erkrankungen führen zur Zirrhose und zum Karzinom) lässt sich ableiten, dass eine effektive Immunantwort aus Antikörpern und T-Zellen prinzipiell in der Lage sein sollte, die Infektion mit HCV zu verhindern.

Die hohe Mutationsrate des HCV erlaubt es dem Erreger aber, der Immunantwort zu entkommen. Seine kontinuierlichen Veränderungen können das Immunsystem erschöpfen, bei schwer Erkrankten gibt die Immunantwort völlig auf.

Aktuell gibt es keinen Impfstoff gegen Hepatitis C. Aber ich halte die Entwicklung einer Vakzine, die eine HCV-Infektion verhindert, für möglich. Wahrscheinlich würde diese nicht gegen alle Virustypen gerichtet sein, sondern zuerst einmal die wichtigsten erfassen. In der Folge könnten Impfstoffe gegen die anderen Typen oder gleich ein Universalimpfstoff gegen HCV entwickelt werden. Fest steht: Nur mit einer Impfung kann das Ziel der WHO erreicht werden, die Seuche bis 2030 in den Griff zu bekommen.

Dengue

2019 haben sich weltweit 400 Millionen Menschen mit dem Dengue-Virus angesteckt. 100 Millionen erkrankten, 25000 Menschen starben daran. Wir kennen vier Dengue-Typen, die alle von Tigermücken auf den Menschen übertragen werden. Aufgrund der Klimaerwärmung haben sich Tigermücken bis nach Europa ausgebreitet.

Dengue zeigt sich typischerweise mit Fieber, das häufig nach wenigen Tagen wieder abklingt. Jedoch sind schwere und häufig tödliche Verläufe nicht selten, vor allem bei Kindern. Dabei ist die Blutgerinnung gestört, so dass Blut ins Gewebe entweicht. In der Folge kommt es zu Herz-Kreislauf-Versagen und Schock. Nach überstandener Krankheit verfügen Genesene über eine spezifische Immunität, die lebenslänglich anhält – aber nur gegen den jeweiligen Virustyp gerichtet ist. Gegen die anderen drei

Typen gibt es eine vermutlich ein bis zwei Jahre anhaltende Kreuzimmunität. Danach sind Infektionen mit den drei anderen Typen möglich.

Für die erfolgreiche Entwicklung eines Impfstoffs stellt eine immunologische Besonderheit bei Dengue ein gravierendes Problem dar: Bei Zweitinfektionen kann es bei einem Teil der Patienten zu einer Antikörper-vermittelten Verschärfung der Symptome kommen. Grund dafür scheinen nicht-neutralisierende Antikörper aus der ersten Infektion zu sein, die die Zweitinfektion verstärken können.

Zwar ist seit 2015 in mehreren Ländern ein Impfstoff gegen Dengue-Fieber zugelassen, der gegen alle vier Dengue-Virustypen gerichtet ist. Bald zeigte sich aber, dass Geimpfte, die vor der Impfung noch keine Infektion durchgemacht hatten, nach einer Infektion schwer erkranken konnten. Daher ist der Impfstoff nur für Personen zugelassen, die bereits eine erste Dengue-Infektion hinter sich haben. In der Fachsprache: Der Impfstoff muss postexpositionell gegeben werden und auf keinen Fall präexpositionell. Dieses Problem müssen zukünftige Dengue-Impfstoffe beheben. Sie werden dringend benötigt.

SARS-CoV-2/COVID-19

2020 hat sich in Form von SARS-CoV-2 ein Erreger mit noch nie dagewesener Geschwindigkeit über die Welt verbreitet. Bis Ende März 2021 hatten sich weltweit rund 128 Millionen Menschen infiziert und rund 2,7 Millionen Menschen waren an COVID-19 gestorben. Dies sind die offiziellen Daten. Wahrscheinlich liegen die realen Krankheits- und Todeszahlen weit höher.

Mit ursächlich für die rasante Ausbreitung des Erregers ist die Tatsache, dass die Übertragung sehr leicht über die Atmung erfolgt. Hinzu kommt, dass Infizierte schon vor Ausbruch von Symptomen ansteckend sind und ein beachtlicher Teil von ihnen nur milde erkrankt oder gänzlich asymptomatisch bleibt, das Virus aber dennoch verbreiten kann. Schon von Beginn der Pandemie an war klar, dass die Erkrankung nur durch eine Impfung unter Kontrolle gebracht werden kann. Eine einmalige

Mobilisierung finanzieller Ressourcen sowie beschleunigte klinische Studienverfahren und Zulassungen ermöglichten Forschung und Entwicklung im Hochgeschwindigkeitsmodus. Das Resultat lässt sich sehen: Bis Ende 2020 waren bereits drei Impfstoffe in einigen Ländern zugelassen. Zwei davon beruhen auf dem Prinzip der Ribonukleinsäure-Impfung, einer arbeitet mit einem viralen Träger.

Entscheidend dafür, dass Impfungen einen zumindest mittelfristigen Schutz gegen die Erkrankung bieten, ist, dass der Erreger für das Immunsystem vergleichsweise leicht zu handhaben ist. Es scheint, als könnten Antikörperantworten mit Unterstützung von T-Zellen ausreichen, ihn in Schach zu halten. Längerfristig sollten wir uns damit allerdings nicht zufriedengeben. Benötigt wird eine zweite Generation weiter verbesserter Impfstoffe, die eine Infektion auch für neue Mutanten sicher verhindern und damit die Ausbreitung der Krankheit stoppen. Ribonukleinsäure-Impfstoffe haben den Vorteil, dass sie schnell «umgeschneidert» und an neue Mutanten angepasst werden können.

Tuberkulose

Knapp zwei Milliarden Menschen sind mit dem *Mycobacterium tuberculosis* infiziert. 2019 erkrankten zehn Millionen Menschen an einer Tuberkulose, 1,4 Millionen Menschen verstarben. Seit Jahren ist die Tuberkulose die tödlichste Infektionskrankheit überhaupt. Besorgniserregend ist, dass zugleich die Behandlungsmöglichkeiten schwinden, weil sich resistente Tuberkulosekeime ausbreiten, unter ihnen solche, gegen die die wichtigsten Medikamente nicht mehr wirksam sind. An einer multiresistenten Tuberkulose erkranken pro Jahr eine halbe Million Menschen, zwei Drittel davon können nicht gerettet werden und sterben.

Im Hinblick auf eine Impfung ist es wichtig, zentrale Mechanismen zu kennen, mit denen der Tuberkulose-Erreger die Immunabwehr unterwandert. Die Bakterien verstecken sich in den Abwehrzellen der antibakteriellen Immunität, den Makrophagen, die sie für ihre Zwecke umpolen. An diesem Ort sind

Mykobakterien für Antikörper sozusagen unsichtbar. Zwar werden infizierte Makrophagen von T-Zellen aktiviert, jedoch können sie die Erreger selbst dann nur unvollständig kontrollieren. Es entwickelt sich eine stabile Infektion, während der die Erreger von der Immunantwort in Schach gehalten werden. Sobald das Immunsystem allerdings «schwächelt», können die Keime die Oberhand gewinnen und eine symptomatische Tuberkulose auslösen. Dies kann auch nach Jahren oder Jahrzehnten einer stillen Infektion geschehen.

Zwar verfügen wir seit hundert Jahren über einen Impfstoff gegen Tuberkulose, der Bacille-Calmette-Guérin (BCG) genannt wird. Allerdings schützt BCG lediglich gegen heftige Krankheitsverläufe bei Neugeborenen und Kleinkindern, bei denen meist nicht die Lunge, sondern andere Organe betroffen sind. Ein gewisser Schutz wird auch gegen die gefürchtete Miliar-Tuberkulose erzielt, bei der sich – ähnlich einer Sepsis – massenhaft Erreger über den Blutstrom im Körper verteilen. Insgesamt ist der BCG-Schutz für Kleinkinder unzureichend, wie Daten aus Ländern mit hoher Tuberkulose-Verbreitung und funktionierenden BCG-Impfprogrammen zeigen: Auch hier erkranken viel zu viele Kleinkinder. 2019 waren es weltweit 1,2 Millionen Kleinkinder; die wirkliche Zahl dürfte deutlich höher liegen. Weitgehend unwirksam gar ist BCG gegen die Lungentuberkulose, die besonders bei Erwachsenen die häufigste Krankheitsform darstellt und die auch für die Ausbreitung des Erregers über die Luft verantwortlich ist.

Die WHO hat sich zum Ziel gesetzt, die Tuberkulose bis 2030 weitgehend zu besiegen. Dies kann nur mit besseren Impfstoffen gelingen, die BCG entweder ersetzen oder verstärken. Anfang 2021 befanden sich mehrere Impfstoffkandidaten in fortgeschrittenen Stadien der klinischen Überprüfung. Einer davon, M72, bewirkte in den ersten Phase-II-Studien einen etwa 50-prozentigen Schutz in Jugendlichen und Erwachsenen, die zuvor in ihrer Kindheit mit BCG geimpft worden waren. Die Vakzine besteht aus zwei Antigenen, die in einem hochwirksamen Verstärkermittel (einem sogenannten Adjuvans) vorliegen. Weitere Antigen-Adjuvans-Impfstoffe haben ebenfalls die klinische Überprüfung erreicht. Im fortgeschrittenen Entwicklungsstadium befindet sich auch ein Lebendimpfstoff mit abgeschwächtem Tuberkulose-Erreger, dem mehrere Gene entfernt wurden. Vielversprechende Ansätze zeigt auch VPM1002, der von meiner Gruppe entwickelt wurde. Es handelt sich um einen Lebendimpfstoff mit einem BCG-Stamm, der genetisch so verändert wurde, dass er eine stärkere Immunantwort hervorruft. Die Vakzine wird in verschiedenen klinischen Phase-III-Studien auf ihre Schutzwirkung in Erwachsenen und Neugeborenen im Vergleich zu BCG getestet.

Malaria

Die einzige parasitäre Erkrankung in meiner Liste der großen Seuchen ist Malaria. Die auslösenden Plasmodien-Einzeller werden von Anopheles-Mücken übertragen. 2019 erkrankten knapp 230 Millionen Menschen an Malaria. Zwei Drittel davon waren Kleinkinder unter fünf Jahren. Rund 400000 Menschen starben an der Erkrankung. Malaria wird auch Wechselfieber genannt, weil die Erkrankung schubweise auftritt. Schwere Malariafälle, an denen meist Kleinkinder leiden, enden häufig tödlich.

Auch hier hat die Impfstoffentwicklung es mit einem schwierigen Erreger zu tun: Im menschlichen Körper durchlaufen Plasmodien unterschiedliche Stadien. Nach dem Mückenstich gelangen sie mit dem Blutstrom in die Leber, wo sie sich verwandeln und rote Blutkörperchen befallen. In den Erythrozyten sind die Erreger vor einer Immunantwort wie mit einer Tarnkappe geschützt. Denn hier sind sie nicht nur für Antikörper, sondern auch für T-Zellen unsichtbar, weil den Erythrozyten die Referenzstrukturen für die Antigen-Erkennung von T-Zellen fehlen. Unter der Erregerlast zerfallen die Blutkörperchen, die Erreger werden frei und entern neue Zellen. Dabei werden auch Stoffe freigesetzt, die zu einem Zytokinsturm führen können. Werden dann Gefäße im Gehirn geschädigt, kommt es zu einer meist tödlichen Zerebralmalaria.

Bislang wurde ein Impfstoff zugelassen, der allerdings nicht sehr wirksam ist. Man geht von einem etwa 30-prozentigen

Schutz gegen unkomplizierte Malaria bei Kindern aus – besser als nichts, aber auch enorm verbesserungswürdig. Anfang 2021 waren mehrere Impfstoffkandidaten in der klinischen Überprüfung. Dabei handelt es sich um unterschiedliche Antigen-Cocktails in hochwirksamen Adjuvanzien (s. Kap. 5.4) oder virale Vektoren, die Malaria-Antigene ausbilden. Ein wissenschaftlich vielversprechender, aber technisch schwer umsetzbarer Impfstoff baut auf bestimmten Entwicklungsformen der Malaria-Parasiten auf, die mittels Bestrahlung inaktiviert wurden. In ersten Studien erwies sich dieser Impfstoff als äußerst wirksam. Hierbei konnten – das ist ein Sonderfall – Versuchspersonen sogar testweise infiziert werden, um die Impfwirkung auf die Probe zu stellen. Im Falle der Malaria ist dies möglich und wird für ethisch vertretbar gehalten, weil der Erreger, bevor er bedrohlich wird, mit Medikamenten eliminiert werden kann. Für viele andere Krankheiten oder gar Tuberkulose- und Aids-Erreger sind Infektionsversuche am Menschen natürlich ausgeschlossen. So wirksam der Impfstoffkandidat sein mag – an der Durchführbarkeit von Impfprogrammen mit ihm gibt es einige Zweifel, weil die Herstellung großer Mengen der nötigen Parasitenstadien sehr aufwändig ist und die Verteilung des Impfstoffs in Entwicklungsländern komplex wäre.

4. Infektion und Immunität

Nach dem ausführlichen Blick auf relevante Infektionskrankheiten, also die Angreifer, soll es in diesem Kapitel um die Abwehrmechanismen des Körpers gehen. Als Erstes stellt sich die angeborene Immunität den Erregern entgegen. Sie ist weitgehend unspezifisch und damit in ihren Strategien recht ungenau. Aber sie stimuliert die erworbene Immunität, die mit zeitlicher Verzögerung wirksam wird, dafür aber spezifisch die molekularen Bestandteile der Erreger erkennt und sich gezielt gegen den jeweiligen Eindringling richtet. Im Verlauf dieses Prozesses bildet sich im Körper ein immunologisches Gedächtnis heraus, das gegen eine Zweitinfektion schützt. An diesem körpereigenen Lernprozess setzen Impfstoffe an, um die Immunantwort gezielt vorzubereiten. Heute verfügen wir über sehr detailliertes Wissen vieler Immunmechanismen, die zum Teil mit Impfstoffen direkt angesprochen werden.

4.1 Einführung in die Immunität

Antikörper, Immunität, Impfung: Die COVID-19-Krise hat medizinisches Fachvokabular in den Alltag vieler gebracht. In diesem Kapitel will ich überblicksartig die Grundlagen unseres Immunsystems darlegen, die zum tieferen Verständnis von Impfungen dienen.

Impfung, Antikörper, Immunität: Meist werden die drei Schlagwörter in dieser Reihenfolge und kausalen Verknüpfung gedacht, und Antikörper werden häufig allein für eine Immunität gegenüber einem Erreger und den Impfschutz verantwortlich gemacht. In der Tat sind sie für die Infektabwehr wichtig. Jedoch ist unser Immunsystem extrem komplex und verfügt zum Glück über eine Reihe weiterer Schutzmechanismen. In seiner Gesamtheit verhindert es permanent, dass wir an banalen Infekten erkranken oder sogar sterben. Weil die Art der Angreifer extrem variabel ist – vom meterlangen Bandwurm bis zum Virus, das sich in unseren Zellen versteckt –, passt der Körper seine Immunantwort gezielt auf den jeweiligen Eindringling an.

Meist geschieht all dies, ohne dass wir davon etwas merken. Die Bedeutung eines funktionierenden Immunsystems wird immer dann klar, wenn es seine Aufgaben nicht mehr oder nicht richtig erfüllt. Etwa bei Menschen mit einem Immundefekt, bei denen eigentlich harmlose Erreger schwere Infekte auslösen und denen selbst Impfungen schaden können. Bevor wir tiefer einsteigen, sei hier bereits klargestellt, dass bei der Immunität *mehr* nicht immer *besser* ist. Den mehr als fünf Millionen Menschen, die in Deutschland mit einer Autoimmunerkrankung leben, wäre bereits viel geholfen, wenn ihre Immunität einfach auf den «Normalzustand» reguliert werden könnte. Ähnlich wissen die

20 Millionen Allergiker, deren Immunsystem auf eigentlich harmlose Reize überreagiert, wie entscheidend zudem auch die Qualität der Immunreaktion ist. Überdies kommt es neben der Aktivierung der Immunantwort auch auf ihre Kontrolle und Deaktivierung an. Ähnlich wie beim Autofahren, bei dem man Gas geben und bremsen können muss, um ohne Schaden zum Ziel zu kommen.

4.2 Körpereigene Resistenzmechanismen

Die erste Barriere gegen eindringende Krankheitserreger wird meist gar nicht zum Immunsystem gezählt. Sie besteht aus den sogenannten Resistenzmechanismen, die ein Erreger überwinden muss, um sich im Körper festzusetzen: Nach außen bietet die Haut, solange sie gesund und unverletzt ist, einen wirkungsvollen Schutz. Ihre rein physikalische Barrierefunktion wird durch einen von Schweißdrüsen bereitgestellten Säureschutzmantel unterstützt. Überdies trägt die dichte Besiedelung der Haut mit rund 20 Milliarden Mikroben auf einem einzelnen Erwachsenen zur Schutzfunktion der Haut bei. Innerlich bilden die Schleimhäute der Atemwege, des Verdauungs- und Urogenitaltrakts die schützende Grenzschicht, die von Schleimstoffen mit antibakteriellen Substanzen verstärkt wird.

In den Atemwegen sorgt zudem ein Teppich aus «Flimmerhärchen» dafür, dass eingeatmete Fremdkörper wieder nach außen transportiert werden. So wird die Lunge als hochempfindliches Organ gesondert abgeschirmt. Schließlich ist es lebenswichtig, dass der Gasaustausch effektiv funktioniert, für den unsere 300 Millionen Lungenbläschen zuständig sind, die zusammen eine Fläche von 100 Quadratmetern ausmachen. Lungenbläschen sind recht keimarm und werden von Immunzellen laufend überwacht.

Die größte Kontaktfläche zur Umwelt ist der Darm mit einer Oberfläche von 400 bis 500 Quadratmetern. Auch seine Zellen werden durch eine Schleimschicht geschützt. Der Darm ist besonders dicht von Mikroben besiedelt, die in der Gesamtheit als Mikrobiom bezeichnet und von manchen gar als Körperorgan

gesehen werden. Dieses geordnete, eng aufeinander abge-
stimmte Zusammenleben mehrerer Billionen Mikroben bietet
einen beträchtlichen Schutz gegen fremde Eindringlinge, die in
dem Gedränge Mühe haben, eine Nische zu erobern. Das kann
übrigens auch für orale Impfstoffe zum Problem werden. Hinzu
kommt, dass die Darmperistaltik Neuankömmlinge häufig
durchschleust, bevor sie Fuß fassen können. Trotz allem gibt es
eine Menge Erreger, denen es gelingt, die Barrieren des Darms
zu überwinden. Deshalb ist ein wachsames Immunsystem auch
hier außerordentlich wichtig.

4.3 Immunorgane

Es werden drei Arten von Immunorganen unterschieden. Knochenmark und Thymus zählen zu den *primären Immunorganen*,
in ihnen entstehen und reifen alle Immunzellen. Im Knochenmark entwickeln sich aus ein und derselben Art Stammzelle die
Vorläufer all unserer Blutzellen, also sowohl die Sauerstoff
transportierenden roten Blutkörperchen (Erythrozyten) und die
Blutplättchen (Thrombozyten), die für die Gerinnung wichtig
sind, als auch all unsere Immunzellen. Bevor Letztere ihre volle
Funktionalität erreichen, differenzieren sich aus Vorläuferzellen
die unterschiedlichen Zellen der angeborenen und der erworbenen Immunität aus (Abb. 4.1).

Ein Teil der Immunzellen, die sogenannten Lymphozyten,
müssen zusätzlich ihre Spezifität erwerben. Bei B-Zellen geschieht das ebenfalls im Knochenmark. (Das B im Namen wird
heute auf das Englische «bone marrow» zurückgeführt. Ursprünglich stand es für Bursa fabricii, ein Organ der Vögel, in
dem die B-Zell-Differenzierung entdeckt wurde, das Säugern
aber fehlt.) T-Lymphozyten erhalten ihre Spezifitäten im Thymus, einem Organ, das hinter dem Brustbein liegt. Bei Kindern
ist der Thymus ausgeprägt, etwa ab der Pubertät bildet er sich
zunehmend zurück, wobei das Gewebe in Fett umgewandelt
wird.

Zu den *sekundären Immunorganen* gehören die Milz als
Kontrollstation des Blutkreislaufes und die bis zu 200 Lymph-

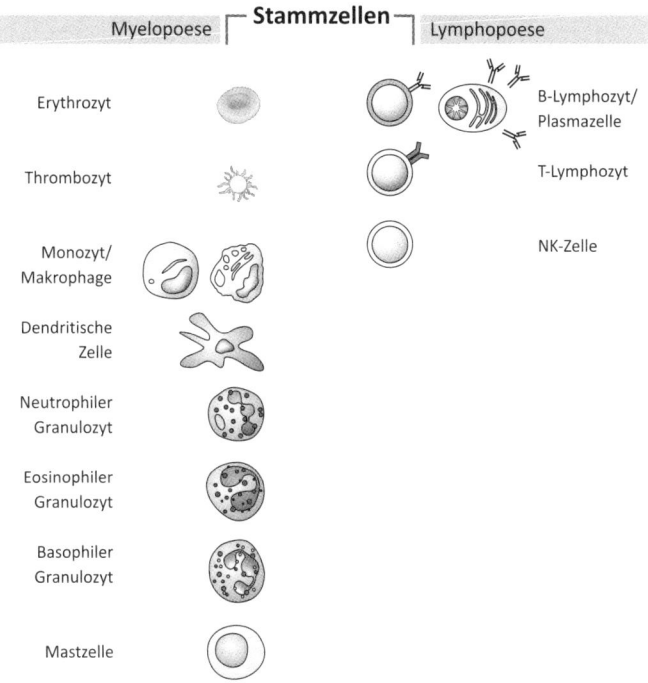

Abbildung 4.1: Entwicklung der Immunzellen aus einer
gemeinsamen Stammzelle.

knoten, die an strategischen Stellen des Körpers liegen und den
ihnen zugeordneten Bereich überwachen. Schließlich zählt das
diffuse Lymphgewebe dazu, darunter die Rachenmandeln, der
Blinddarm-Wurmfortsatz sowie eine Ansammlung von Lymphgewebe in Teilen des Dünndarms, die Peyerschen Plaques.

Anders als das Blutgefäßnetz ist das Lymphsystem ein halb-
offenes System: An der einen Seite, im Gewebe, ist es sozusagen
«offen». Dort nehmen feine Lymphkapillaren Flüssigkeit aus
dem Gewebe auf. Diese wird über Lymphgefäße durch die
Lymphknoten und schließlich in Blutgefäße transportiert. Lymphozyten halten sich eine Zeit lang im Gewebe auf und wandern dann über die Lymphe in die Lymphknoten. Von dort aus

erreichen sie über die Hauptlymphbahn, den Ductus thoracicus, auch den Blutstrom, mit dem sie die Milz durchqueren. Von feinsten Blutkapillaren und Venolen aus können Lymphozyten wieder ins Gewebe übertreten. Auf diesen Wegen können vor allem T-Lymphozyten den Körper kontinuierlich inspizieren. Registrieren sie Störreize durch Infektion, Verletzung oder Entzündung, schlagen sie im zugeordneten Lymphknoten Alarm.

Lymphknoten agieren als kleine Schaltzentralen des Immunsystems. Sie ermöglichen einer Reihe Immunzellen den nötigen engen Kontakt für ihre intensive Kommunikation. Mit der Lymphe kommen nicht nur Lymphozyten in ihnen an, sondern auch die antigenpräsentierenden Zellen, die Bestandteile von Erregern mit sich schleppen und die Immunantwort in Gang setzen. In Lymphknoten treffen sie sowohl auf T- als auch B-Lymphozyten und stimulieren diese. Die Milz hat eine ähnliche Aufgabe wie die Lymphknoten, ist aber für die Immunantwort im Blut zuständig. In der Milz wird Antigen abgefiltert, und die antigenpräsentierenden Zellen stimulieren T- und B-Zellen. Die Peyerschen Plaques im Dünndarm sorgen dafür, dass Eindringlinge, die die Darmwand überwinden, sofort bekämpft werden.

Letztlich werden alle Organe – seien es Gehirn, Leber, Herz, Haut, Harnwege, Atemwege oder der Verdauungstrakt – von Immunzellen beschützt, insbesondere von Makrophagen und dendritischen Zellen. Je nach Einsatzort sind diese Zellen hoch spezialisiert: Immunzellen im Gehirn unterscheiden sich beträchtlich von denen in der Haut, im Darm oder in der Lunge. Jene der Haut können eine sehr starke Immunantwort initiieren, schließlich schützen sie die äußere Barriere des Körpers, die leicht verletzt werden kann. Deshalb könnten Impfungen unter oder in die Haut häufig erfolgreicher sein als Injektionen über den Muskel. Dies wird aber meist nicht genutzt, weil es aufwendiger ist. Denn die Injektionsnadel muss in einen eng begrenzten Raum eingeführt werden. Ähnlich ist es mit Impfungen über den Nasen-Rachen-Raum: Hier könnten Antigene in Sprays, Kaugummis oder Gurgelflüssigkeiten die Immunantwort effektiv stimulieren. Tatsächlich wird für Impfungen schon länger an

Alternativen zur Spritze geforscht. Ein Grippeimpfstoff für Kinder ist bereits als Nasenspray verfügbar.

Häufiger angewendet wird die Schluckimpfung gegen Erreger, die Durchfallerkrankungen hervorrufen. Es gibt gute Hinweise darauf, dass die Schleimhäute der Atemwege und des Verdauungstrakts eng miteinander verwoben sind, so dass sich Schluckimpfungen möglicherweise auch effektiv gegen Atemwegserkrankungen einsetzen lassen könnten.

4.4 Antigen-Spezifität und Gedächtnis

Das menschliche Immunsystem ist in der Lage, rund eine Milliarde (10^9) unterschiedliche Strukturen zu unterscheiden. B- und T-Lymphozyten können sie spezifisch registrieren. Oft sprechen wir davon, dass Antigene erkannt werden, die jedoch im Ganzen viel zu groß sind. Lymphozyten sind für einen kleinen Abschnitt des Antigens spezifisch, wir nennen ihn Epitop.

In der Vorstellung könnte man an einen plastischen Rezeptor denken, der sich bei der Begegnung mit einem Antigen genau passend verformt. Aber so funktioniert die Biologie nicht. Vielmehr bilden sich sämtliche Spezifitäten bereits vor dem Erstkontakt mit dem Antigen aus! Da das menschliche Genom nur aus etwa 20 000 Genen besteht, ist eine direkte genetische Kodierung der Spezifitäten unmöglich. Es funktioniert raffinierter und auf eine Weise, derer sich nur Lymphozyten bedienen: Die Spezifität etwa der Antikörper oder T-Zell-Rezeptoren wird nicht von einem Gen kodiert, sondern von mehreren Gensegmenten. Diese werden in den Lymphozyten zum Teil nach dem Zufallsprinzip kombiniert und zu einer kompletten Sequenz zusammengebaut. Diese Rekombination erlaubt es, dass aus einer überschaubaren Anzahl Gene mehr als eine Million spezifischer Rezeptoren konstruiert werden. Hinzu kommt, dass beim Zusammenbau der Segmente mal etwas «abgefeilt», mal etwas angefügt wird, was weitere Spezifitäten schafft. Durch weitere Tricks kommen letztlich eine Milliarde Variationen zustande.

Im Blut eines Erwachsenen findet man rund eine Billion Lymphozyten, also im Durchschnitt 1000 Zellen für jede Spezifität.

Diese würden bei Weitem nicht ausreichen, um eindringende Krankheitserreger wirksam zu bekämpfen. Die Immunantwort löst dieses Problem, indem sich die Zellen mit dem spezifischen Rezeptor nach dem Erstkontakt mit dem Krankheitserreger – oder nach einer Impfung – schnellstmöglich vermehren. Allerdings braucht das Ganze etwa ein bis zwei Wochen. In der Folge bildet sich ein immunologisches Gedächtnis, das bewirkt, dass bei einem Zweitkontakt alles erheblich schneller abläuft. Hierauf greift die Impfung zurück: Sie ermöglicht meist eine Immunantwort, die Erreger beseitigt, bevor sie krank machen, besser noch: bevor sie den Körper besiedeln, also infiziert haben.

4.5 Immunzellen

Immunzellen entstehen im Knochenmark und wandern über das Blut zu ihren Hauptstandorten. Daher findet man neben den Erythrozyten und Thrombozyten im Blut auch alle Zellen, die an der Immunität beteiligt sind (Abb 4.1). Von Blutuntersuchungen beim Arzt ist vielen die Oberbezeichnung Leukozyten oder weiße Blutkörperchen geläufig. Es handelt sich um eine heterogene Gruppe ganz verschiedener Immunzellen, die ich hier kurz vorstelle. Darunter finden sich drei Typen sogenannter *Granulozyten*, die allesamt kurzlebig sind und unterschiedliche Erregertypen bekämpfen. Benannt sind diese Zellen nach Körnchen – Granula – in ihrem Innern, die sich unterschiedlich anfärben lassen. Zahlenmäßig am häufigsten vertreten sind die neutrophilen Granulozyten (deren Granula sich am schlechtesten färben lassen). Neutrophile stürzen sich in erster Linie auf Bakterien und Pilze, die sie auffressen und zum großen Teil abtöten. Die anderen zwei Gruppen der Granulozyten (basophile Granulozyten, die sich mit basischen Farbstoffen anfärben lassen, und eosinophile Granulozyten, die sich gut mit der sauren Farbe Eosin färben) sind uns in erster Linie als Auslöser allergischer Reaktionen bekannt. Sie bekämpfen auch Parasiten, insbesondere Würmer. Diese Zellen schütten ihre Abwehrstoffe aus den Granula in die Umgebung aus. So können sie Erreger be-

kämpfen, die deutlich größer sind als sie selbst. Mit den Baso-
philen verwandt sind die *Mastzellen*, die der Begründer der Immunologie, Paul Ehrlich, in seiner Doktorarbeit erstmals beschrieb. Als Ehrlich die Zellen unter dem Mikroskop entdeckte,
glaubte er, dass diese sich mit Nahrungsstoffen aus der Umgebung mästen. In Wirklichkeit tragen auch Mastzellen Granula
in sich, deren Inhalt sie ausschütten, um Parasiten und auch
Bakterien zu bekämpfen. Mastzellen findet man an strategisch
wichtigen Stellen, in den Schleimhäuten der Atemwege und des
Verdauungstrakts.

Als nächste Gruppe gibt es *Monozyten* und *Makrophagen*.
Sie fungieren wie Neutrophile als Fresszellen. Monozyten bekämpfen Krankheitserreger direkt im Blut oder im Gewebe, in
das sie rasch einwandern, sobald sie alarmiert werden. Dort
kommen ihnen gewebeständige Makrophagen zu Hilfe, die
man in allen Organen findet und die sich «ihrem» jeweiligen
Organ angepasst haben und oft auch nach diesem benannt werden (etwa Osteoklasten im Knochen oder Alveolarmakropha-
gen in den Lungenalveolen). Im Gegensatz zu Neutrophilen
sind die Gewebsmakrophagen langlebig und können sich zur
Abtötung Zeit nehmen, wenn die Erreger robust sind.

Außerdem erfüllen Makrophagen noch eine zweite, für das
Immunsystem zentrale Funktion: Sie leiten die erworbene Immunität an. Dies geschieht, indem Makrophagen Bestandteile
der aufgenommenen Erreger verarbeiten und dann – gemeinsam mit Präsentationsmolekülen – auf ihrer Oberfläche zur
Schau stellen. T-Lymphozyten erkennen diese Antigen-Kom-
plexe und werden von ihnen spezifisch stimuliert. Eine weitere
Zellsorte ist fast ausschließlich auf die Antigen-Verarbeitung
und -Präsentation spezialisiert: sogenannte *dendritische Zellen*,
die sich in fast allen Geweben finden.

B- und *T-Lymphozyten* oder kurz B- und T-Zellen sind die
spezifischen Zellen der erworbenen Immunität. Das heißt: Sie
reagieren zielgenau nur auf bestimmte Erreger, genauer: auf An-
tigen-Epitope an deren Oberfläche. B-Zellen entwickeln sich,
nachdem sie auf diese Weise stimuliert wurden, zu Plasmazellen. Als solche schütten sie ihren Antigen-Rezeptor in leicht

abgewandelter Form aus – als Antikörper, die Erreger ausfindig machen und bekämpfen. T-Zellen dagegen behalten ihren Rezeptor lebenslang unverändert auf ihrer Oberfläche. Um bei der Abwehr einzugreifen, müssen sie direkt vor Ort sein. Auf der Suche nach ihrem spezifischen Antigen zirkulieren T-Zellen im Blut, während B-Zellen sich weitgehend in die Immunorgane zurückziehen und von dort Antikörper zum «Body-Scan» losschicken.

Einigen Lymphozyten fehlt der Antigen-spezifische Rezeptor. Dies sind unter anderem die NK-Zellen (NK steht für natürliche Killerzellen), die entartete, körpereigene Zellen wie Krebszellen oder auch von Viren befallene Zellen wirkungsvoll abtöten können. Die Spezifität wird ihnen von Antikörpern verliehen, die an die NK-Zellen andocken und sie dann zu ihrem konkreten Ziel leiten.

4.6 Angeborene Immunität

B-Zellen, T-Zellen und Antikörper gehören alle zur spezifischen oder erworbenen Immunität. Diese benötigt ein bis zwei Wochen, bis sie voll einsatzfähig ist. Dann aber erreicht sie im Zusammenspiel mit der angeborenen Abwehr häufig, dass die Infektion beendet wird. Werfen wir zunächst einen genaueren Blick auf die zentralen Funktionen und Träger der vorgelagerten, angeborenen Immunität und ihre zwei Hauptfunktionen: die Sofortreaktion auf eingedrungene Krankheitserreger und die Information für die spezifische Abwehr. Dafür greift die angeborene Immunität sowohl auf ihre zugehörigen Zellen als auch auf lösliche Faktoren zurück.

Sofortreaktion gegen Angreifer

Für Bakterien, Pilze und einige Protozoen sind ausgebildete Fresszellen zuständig, Neutrophile und Makrophagen. Sie verleiben sich viele Erreger ein und töten sie in ihrem Inneren ab, insbesondere mittels aggressiver Sauerstoff- und Stickstoffverbindungen. Außerdem verfügen die Fresszellen über wirksame Killer-Moleküle, sogenannte Defensine, die sie auch in die Umgebung freisetzen. Abgetötete Keime werden mit Hilfe einer ganzen Palette von Enzymen in ihre Einzelteile zerlegt. Saure Hydrolasen etwa bauen Zucker, Eiweiße, Nukleinsäuren oder Fette ab. Bestimmte Enzyme zerlegen widerstandsfähige Strukturen wie Bakterienzellwände.

Unterstützt werden die Zellen der angeborenen Abwehr von einem System löslicher Proteine, das in seiner Gesamtheit als Komplementsystem bezeichnet wird. Liegen Antikörper oder mikrobielle Erreger vor, werden diese Proteine kaskadenartig aktiviert. Dabei kommt es zur Freisetzung von Entzündungsstoffen, die Abwehr-Zellen anlocken. Am Ende der Kettenreaktion setzen sich einige Proteine zu einem Membranangriffskomplex zusammen, der die Zellwand von Bakterien durchlöchert. Außerdem helfen Teile des Komplementsystems dabei, jene Bakterien zu bekämpfen, die sich mit einer Schleimkapsel gegen Fresszellen schützen. Komplementfragmente binden an die Oberfläche dieser Erreger und wirken dort als Lockstoffe und Bindungsstellen für Fresszellen. Schließlich bilden Immunzellen eine Reihe von Botenstoffen, die eine Virusvermehrung hemmen. Auch mit Viren infizierte Zellen senden diese sogenannten Interferone aus und warnen damit ihre Nachbarzellen.

Neutrophile Granulozyten sind äußerst aggressiv, sterben allerdings nach ein bis zwei Tagen. Werden sie im Abwehrkampf zerstört, schütten sie ihre DNA aus, die mit antimikrobiellen Faktoren bestückt wurde und ein Netz bildet, in dem sich Erreger verfangen und absterben. Makrophagen sind weniger aggressiv, dafür aber sehr viel langlebiger. So können sie robuste Bakterien durch lang andauernden Beschuss mit Abwehrmolekülen besiegen. Einigen Keimen, wie beispielsweise dem Tuberkulose-Erreger, gelingt es jedoch, Makrophagen zu überlisten und die Abwehrzellen selbst als Schutzraum für sich zu missbrauchen.

Sobald die erworbene Immunität eingreift und deren T-Zellen die Makrophagen aktivieren, können diese ihre intrazellulären Schmarotzer bekämpfen. Bei robusten Keimen wie dem Tuberkulose-Erreger entwickelt sich hieraus allerdings ein lang andauernder Grabenkampf, bei dem einige Bakterien überleben.

Koordination und Information

Die zweite wichtige Aufgabe der angeborenen Immunität besteht darin, den angreifenden Erreger auszuforschen und herauszuarbeiten, wie ihm am besten beizukommen ist. Zu diesem Zweck tragen Makrophagen und dendritische Zellen auf ihrer Oberfläche und in ihrem Inneren Strukturen, die wir als mustererkennende Rezeptoren bezeichnen (engl. *Pattern recognition receptors*, kurz PRR). Mit diesen Rezeptoren erkennen die Abwehrzellen charakteristische Gefahrensignale auf der Oberfläche bestimmter Erregergruppen. (In der Fachsprache werden sie als Erreger-assoziierte molekulare Muster oder *Pathogen-associated molecular patterns*, kurz PAMP, bezeichnet.) Das können beispielsweise Moleküle aus Lipid- und Zuckerbausteinen oder auch Proteine aus den Geißeln bestimmter Bakterienarten sein.

Auf diese Weise stellen die Zellen der angeborenen Abwehr fest, ob es sich bei dem eingedrungenen Erreger mit großer Wahrscheinlichkeit um einen Typhus-Erreger, einen Tuberkulose-Erreger oder einen Eiter-Erreger handelt. Ähnlich funktioniert die Differenzierung von Viren: Dafür zuständig sind mustererkennende Rezeptoren im Inneren der Fresszellen, die z.B. spezifisch für Einzelstrang- oder Doppelstrang-RNA sind und auf diese Weise wichtige Virengruppen unterscheiden.

Immer wieder findet die Forschung hier weitere Details, die Liste der mustererkennenden Rezeptoren ist in der Zwischenzeit sehr lang. Für die Impfstoffentwicklung ist dieses Wissen von größter Bedeutung. Denn so können wir molekulare Strukturen identifizieren, die die Immunantwort gegen ein Impfantigen in die gewünschte Richtung leiten, indem gezielt an einer Stimulierung der mustererkennenden Rezeptoren gearbeitet wird. Zahlreiche neue Impfverstärker imitieren Muster pathogener Erreger und lösen über eine Bindung an die entsprechenden mustererkennenden Rezeptoren eine Immunzellaktivierung aus.

Im Verlauf der körpereigenen Immunantwort geben insbesondere die dendritischen Zellen die gewonnenen Informationen an T-Zellen weiter. In der Folge differenzieren diese Zellen sich in unterschiedliche T-Helferzellen. Dieser Schritt legt die

Strategie der weiteren Abwehr fest: Setzt diese eher auf Antikörper, die Toxine neutralisieren? Sollen Killer-T-Zellen zum Einsatz kommen, um virusinfizierte Zellen zu zerstören? Oder braucht es T-Helferzellen, die Makrophagen aktivieren, damit diese ihre intrazellulären Schmarotzer bekämpfen können?

4.7 Erworbene Immunität

B-Zellen, Plasmazellen und Antikörper

Der Teil des Immunsystems, den wir uns nun anschauen, hat mehrere Namen: erworbenes Immunsystem, spezifisches Immunsystem oder – vielleicht am treffendsten – adaptives Immunsystem. Es entstand erst vor etwa 350 bis 400 Millionen Jahren und damit viel später in der Evolution als das angeborene Immunsystem und versetzt seine Besitzer in die Lage, körpereigene von körperfremden Stoffen zu unterscheiden und sich Erreger zu merken. Es wurde nur bei kiefertragenden Wirbeltieren entdeckt. Auch Knorpelfische wie Haie verfügen bereits über zentrale Bestandteile dieses Immunsystems. Auf Wirbellose trifft dies nicht zu.

Als wichtiger Teil der erworbenen Immunität wurden die B-Zellen schon mehrfach erwähnt. Nach Kontakt mit Antigen entwickeln sich aus ihnen Plasmazellen, die Antikörper produzieren. Deren Spezifität stimmt mit jener des Rezeptors auf der entsprechenden B-Zelle überein. Es gibt verschiedene Klassen von Antikörpern (fachsprachlich werden sie als Immunglobuline, kurz Ig, bezeichnet), die unterschiedliche Funktionen übernehmen:

- IgM werden als Erste produziert und sind für die frühe Abwehr nach Erstkontakt zuständig. Sie verschwinden danach wieder, weshalb IgM im Blut auf ein frühes Stadium der Infektion deuten.
- IgG machen drei Viertel aller Antikörper aus und sind für die Abwehr der meisten Krankheitserreger verantwortlich. Sie lassen sich in weitere Unterarten aufteilen. IgG zirkulieren lange im Blut und sind selbst nach Abklingen der Erkrankung

noch nachweisbar. So geben sie Hinweise auf eine durchge-
machte Infektion. Außerdem sind IgG die wesentlichen Träger des Impfschutzes.

– IgA kommen im Blut vor, wichtiger aber ist ihre Schutzfunktion in den Schleimhäuten, etwa im Darm und oder den
Atemwegen. Auch sie sind für den Impfschutz wichtig.

– IgE deuten auf eine Parasiteninfektion oder eine allergische
Reaktion hin, denn sie binden an Mastzellen sowie eosinophile und basophile Granulozyten und stimulieren diese.

– IgD seien hier nur der Vollständigkeit halber genannt. Sie sitzen als Antigen-Rezeptoren auf der B-Zelle.

Antikörper, insbesondere IgM, IgG und IgA, neutralisieren Eindringlinge auf verschiedenen Wegen. Sie blockieren das Andocken von Viren an Körperzellen und neutralisieren Giftstoffe,
etwa die Toxine der Diphtherie- und Tetanus-Erreger. Zudem
machen IgG, IgA und IgM bestimmte Bakterien für Fresszellen
leichter zugänglich, indem sie an die Oberfläche der Bakterien
binden und diese sozusagen kennzeichnen. Indem diese Antikörperklassen auch das Komplementsystem aktivieren, verzah-
nen sie die erworbene mit der angeborenen Immunität. Bestimmte IgG vermitteln außerdem die Abwehrreaktion gegen
Tumorzellen oder virusinfizierte Zellen. Dazu binden IgG an
NK-Zellen und verleihen ihnen Antigen-Spezifität. Docken die
NK-Zellen über die auf ihnen sitzenden IgG an eine Tumorzelle,
wird die Ausschüttung von «Killermolekülen» aktiviert, die die
Zielzelle abtöten.

T-Zellen

Auch T-Lymphozyten tragen einen Rezeptor, der für ihre Antigen-Spezifität zuständig ist und einfach als T-Zell-Rezeptor bezeichnet wird. Dieser sitzt fest an der Zelle und wird, anders als
bei B-Zellen, nicht freigesetzt. Über ihren T-Zell-Rezeptor erkennen T-Zellen Körperzellen, die mit einem Erreger infiziert
sind. Das ist möglich, weil infizierte Zellen an ihrer Oberfläche
Informationen über ihre Eindringlinge präsentieren. Mit Viren
infizierte Zellen beispielsweise beginnen nach ihrer Infektion

damit, Viruspartikel herzustellen – und laden dabei Bruchstücke viraler Antigene auf zelleigene Trägermoleküle. (Immunologen nennen diese Träger MHC-I-Moleküle.) Anschließend schleusen die Zellen die entstandenen Komplexe zu ihrer Membran und richten sie nach außen. Ähnliches geschieht, wenn Fresszellen Bakterien, Pilze oder Einzeller aufnehmen. Die Erreger werden in einem Verdauungsbläschen im Inneren der Fresszellen in ihre Bestandteile zerlegt, wovon einige mit einem Trägermolekül (bei Fresszellen heißt es MHC-II) versehen auf die Zelloberfläche gebracht werden. Für die Antigen-Spezifität von T-Zellen sind beide Bestandteile wichtig: erstens die körpereigene MHC-Trägermolekülstruktur und zweitens das auf ihr sitzende Epitop des Erreger-Antigens.

Die MHC-Moleküle auf den Körperzellen unterscheiden sich von Mensch zu Mensch erheblich. Sie sind mit dafür verantwortlich, dass Transplantate abgestoßen werden. Außerdem präsentieren die MHCs unterschiedlicher Menschen, die mit ein und demselben Erreger infiziert sind, verschiedene Epitope dieses Erregers – weshalb manche Menschen unterschiedlich empfindlich auf ein und dasselbe Pathogen reagieren oder auch unterschiedlich gut auf eine Impfung. MHC-I-Moleküle gibt es auf allen kernhaltigen Zellen unseres Organismus. MHC-II-Trägermoleküle werden nur von Zellen gebildet, die auf die Präsentation von Antigenen spezialisiert sind.

Das ist alles kompliziert, aber es ist für unser Verständnis wichtig, denn die beiden unterschiedlichen MHC-Bestandteile sind für die Aktivierung der beiden Hauptgruppen von T-Zellen verantwortlich. CD8-T-Zellen erkennen MHC-I-Antigene und entwickeln sich in der Folge zu Killer-T-Zellen, die in erster Linie für die Virusabwehr verantwortlich sind. Über ihre MHC-II-Rezeptoren stimulieren Makrophagen und dendritische Zellen die CD4-T-Zellen. Dies ist also der entscheidende Weg, auf dem die Zellen der angeborenen Immunität die spezifische Immunität «ankurbeln».

T-Helferzellen als Koordinatoren der Immunität

CD4-T-Zellen koordinieren die gesamte Immunantwort, alle anderen Immunzellen stehen unter ihrer Direktive. Sie werden daher T-Helferzellen (TH-Zellen) genannt (Abb. 4.2). Um diese umfängliche Aufgabe zu bewerkstelligen, teilen sie sich in weitere Subgruppen auf, die hier kurz eingeführt werden sollen:

- TH1-Zellen aktivieren Makrophagen und Killer-T-Zellen, damit koordinieren sie die Abwehr bakterieller und viraler Infekte. Auch an der Antikörperbildung durch Plasmazellen sind sie beteiligt.
- TH2-Zellen stimulieren B-Zellen und steuern maßgeblich die Bildung von Antikörpern. Unter ihrem alleinigen Einfluss entstehen IgE; bei Mithilfe von TH1-Zellen werden IgG gebildet.
- TH17-Zellen stimulieren Entzündungsreaktionen, sie wirken insbesondere auf Neutrophile ein. Sie sind wichtig für die Abwehr von Pilzinfektionen, spielen aber auch bei der Abwehr von Bakterien und Viren eine Rolle.
- Regulatorische T-Zellen, kurz Treg-Zellen, sorgen dafür, dass die Immunantwort nicht ausufert und nach Abklingen der Infektion der immunologische Normalzustand wiederhergestellt wird.

Wie «wissen» T-Helferzellen, in welche Untergruppe sie sich entwickeln sollen, also welche Funktion sie übernehmen sollen? Und wie instruieren T-Helferzellen die anderen Immunzellen?

Abbildung 4.2: Die koordinierende Rolle von T-Helferzellen. Im oberen Bereich ist die Entwicklung von TH17- und Treg-Zellen dargestellt; im unteren Bereich die von TH1- und TH2-Zellen; TH17-Zellen kontrollieren die Entzündung, Treg-Zellen «bremsen» die Immunantwort; TH1-Zellen stimulieren die sogenannte zelluläre Immunität; TH2-Zellen stimulieren die humorale Immunität. Unter dem Einfluss von TH1-Zellen werden Killer-T-Zellen für die Abwehr von Viren und Makrophagen für die Abwehr von Bakterien stimuliert. Weiterhin unterstützen TH1-Zellen die Bildung schützender IgG. TH2-Zellen stimulieren die Antikörperproduktion generell und aktivieren Basophile, Mastzellen und Eosinophile zur Abwehr von Wurminfektionen und zu allergischen Reaktionen.

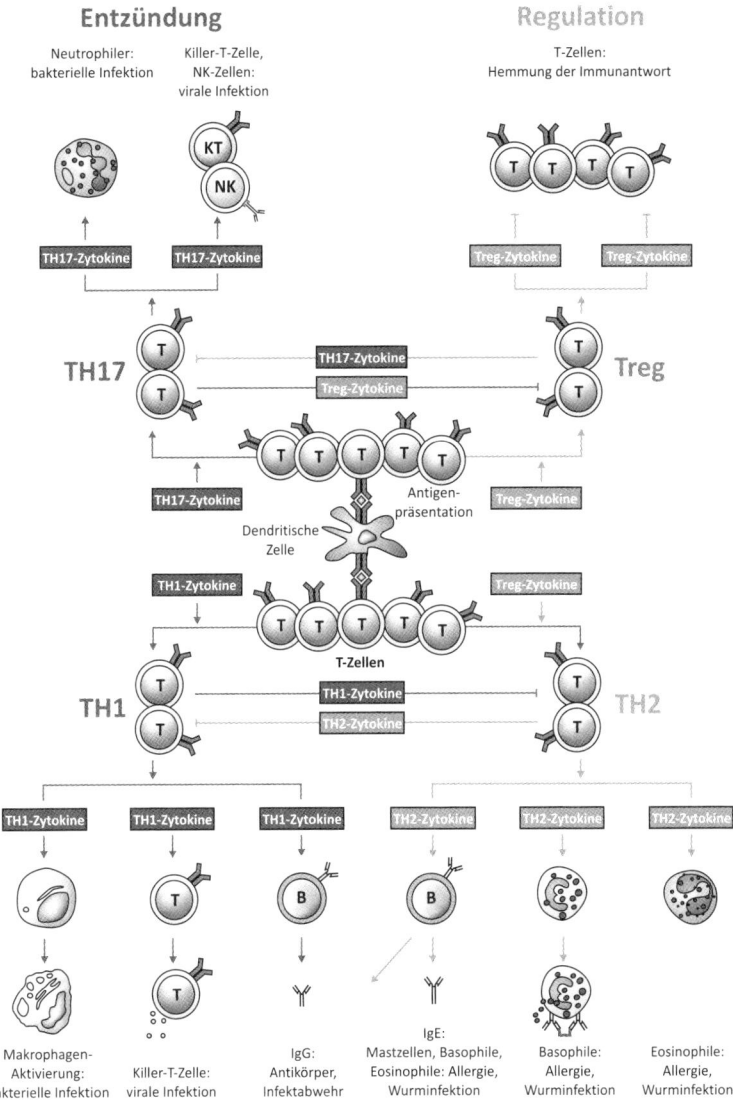

Entzündung

Neutrophiler: bakterielle Infektion

Killer-T-Zelle, NK-Zellen: virale Infektion

Regulation

T-Zellen: Hemmung der Immunantwort

TH17-Zytokine

TH17-Zytokine

Treg-Zytokine

Treg-Zytokine

TH17

TH17-Zytokine

Treg-Zytokine

Treg

Antigenpräsentation

Dendritische Zelle

TH17-Zytokine

Treg-Zytokine

TH1-Zytokine

Treg-Zytokine

T-Zellen

TH1

TH1-Zytokine

TH2-Zytokine

TH2

TH1-Zytokine

TH1-Zytokine

TH1-Zytokine

TH2-Zytokine

TH2-Zytokine

TH2-Zytokine

Makrophagen-Aktivierung: bakterielle Infektion

Killer-T-Zelle: virale Infektion

IgG: Antikörper, Infektabwehr

IgE: Mastzellen, Basophile, Eosinophile: Allergie, Wurminfektion

Basophile: Allergie, Wurminfektion

Eosinophile: Allergie, Wurminfektion

Infektabwehr

Allergie

Eine zentrale Rolle bei der Kommunikation zwischen den Immunzellen spielen sogenannte Zytokine. Von diesen Abwehr-Botenstoffen kennt die Wissenschaft inzwischen eine Menge, viele werden als Interleukine, kurz IL, bezeichnet und sind durchnummeriert.

Mit Hilfe dieser Botenstoffe steuern Makrophagen und dendritische Zellen die Differenzierung der T-Helferzellen (Abb. 4.2). Schütten sie etwa IL-12 aus, bilden sich TH1-Zellen, IL-4 führt zur Bildung von TH2-Zellen und IL-6 zur Bildung von TH17-Zellen. Auch T-Helferzellen kommunizieren über Zytokine mit Immunzellen. Hier seien beispielhaft nur einige Schlüssel-Interleukine genannt. Mit IL-2 bewirken TH1-Zellen, dass sich CD8-T-Zellen in Killer-T-Zellen verwandeln und mit Interferon-γ (IFN- γ) aktivieren TH1-Zellen Makrophagen. TH2-Zellen senden IL-4 als Signal für B-Zellen, sich in Antikörper produzierende Plasmazellen zu verwandeln. Mit IL-5 aktivieren TH-2-Zellen u. a. eosinophile Granulozyten. Die Treg-Zellen schließlich bremsen über IL-10 andere T-Zellen.

Neben der Kommunikation über Zytokine nehmen auch Oberflächenrezeptoren an der Immunregulation teil. Diese Moleküle sitzen vergleichbar einem Schloss auf der T-Zelle. Antigenpräsentierende Zellen besitzen das schlüsselähnliche Gegenstück. Einige Schlüssel haben aktivierende, andere hemmende Wirkung auf die T-Zellen. Das bekannteste Beispiel für solch einen Mechanismus ist die «Checkpoint Control», über die T-Zellen vor ihrem Einsatz nachjustiert werden, damit sie nicht zu «wild» werden. Krebszellen missbrauchen diesen Mechanismus und halten Killer-T-Zellen vom Angriff ab. Hier setzen bestimmte Krebs-Medikamente an, indem sie das Schlüssel-Schloss-Prinzip blockieren (s. Kap. 7).

Der Erfolg der Immunantwort hängt auch davon ab, dass die Immunreaktion zum richtigen Zeitpunkt und am richtigen Ort aktiviert wird – und andere Körperbereiche verschont bleiben.

Dafür sind im Körper eine andere Gruppe der Zytokin-Botenstoffe verantwortlich, sogenannte Chemokine. Immunzellen navigieren sozusagen in Richtung der wachsenden Chemokin-Konzentration. Auf diese Weise gelangen sie zum Beispiel in

Lymphknoten, wo ein enger Austausch mit anderen Immunzellen stattfindet. Auch im Bereich von Entzündungen schütten
Gewebezellen vermehrt Chemokine aus und locken damit Abwehrzellen an. Die verschiedenen Immunzellen verfügen über
ein charakteristisches Repertoire an Chemokin-Rezeptoren, somit ist gewährleistet, dass die richtigen Zellen zum richtigen
Zeitpunkt an den richtigen Ort wandern.

4.8 Gedächtniszellen

Für den Erfolg einer Impfung und eine lang anhaltende Immunität ist das immunologische Gedächtnis entscheidend. Es beruht
auf Gedächtniszellen, die neben den bisher beschriebenen Effek-
tor-Zellen bei jeder spezifischen Immunreaktion gebildet werden. Alle Lymphozyten können Gedächtniszellen entwickeln.
Solange eine Infektion aktiv ist, sind Effektor-Lymphozyten gefragt: TH1-Zellen aktivieren Fresszellen und Killer-T-Zellen,
TH2-Zellen sorgen dafür, dass Plasmazellen Antikörper bilden
usw. Ist der Erreger aber eliminiert, muss stark gegengesteuert
werden, um Kollateralschäden zu vermeiden. Dabei sterben Effektor-T-Zellen ab. Übrig bleiben die Gedächtnis-T-Zellen –
und zwar entsprechend TH1-Gedächtniszellen, TH2-Gedächt-
niszellen usw. Man unterscheidet zentrale Gedächtniszellen, die
sich vorwiegend in den Lymphknoten aufhalten und die sich bei
Kontakt mit ihrem spezifischen Antigen (also einem erneuten
Kontakt mit dem gleichen Erreger) in Effektor-Gedächtniszellen
umwandeln. Als solche wandern sie aus den Lymphknoten aus
und inspizieren über die Lymph- und Blutgefäße die Gewebe.
Zusätzlich gibt es residente Gedächtniszellen, die genau in dem
Gewebe verweilen, wo die Infektion ursprünglich wütete. Bei
einer Lungeninfektion etwa sitzen diese Gedächtniszellen in der
Lunge. Auf diese Weise können sie bei einer Zweitinfektion
schnell reagieren. Zukünftige Impfstrategien sollten sich auch
darauf ausrichten. Idealerweise würde ein Impfstoff gegen eine
Lungeninfektion zum Beispiel per Aerosol verabreicht, um gezielt residente Gedächtniszellen in der Lunge zu stimulieren.
  Vom Grundsatz her verläuft es bei den Gedächtnis-B-Zellen

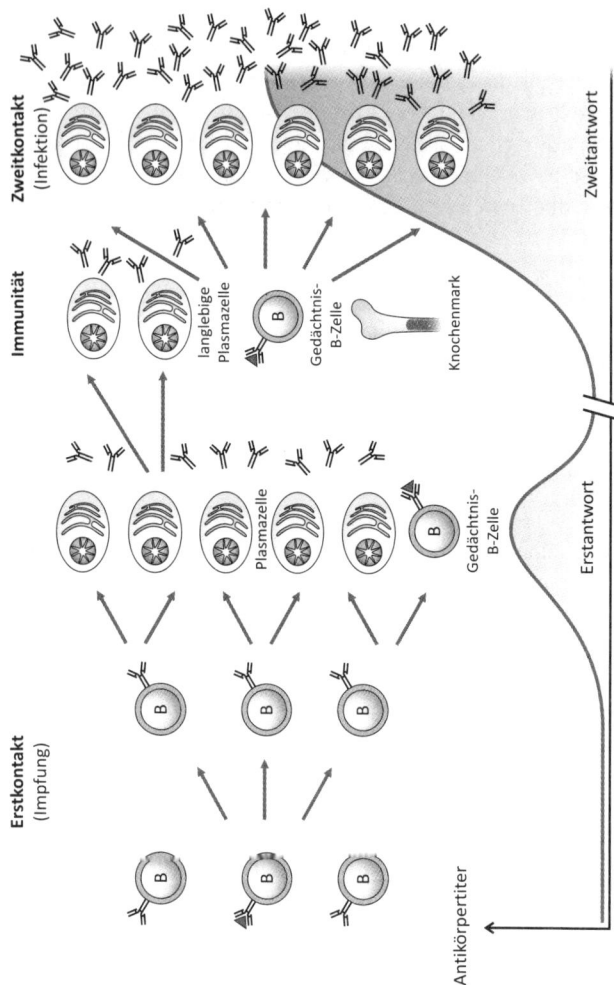

Abbildung 4.3: Entwicklung der Erst- und Zweitantwort der antikörper-
vermittelten Immunität. Nach Abklingen der Erstantwort zirkulieren einige
spezifische Antikörper weiter im Blut, die von langlebigen Plasmazellen
gebildet werden und eine Zweitinfektion in Schach halten, bis aus den
Gedächtnis-B-Zellen neue Plasmazellen entstehen, die eine große Menge
spezifischer Antikörper freisetzen.

ähnlich (Abb. 4.3). Sie halten sich allerdings in erster Linie im Knochenmark in Wartestellung auf. Außerdem finden sich dort auch langlebige Plasmazellen, die kontinuierlich Antikörper bilden und diese ins Blut und ins Gewebe abgeben. Diese sogenannten präexistierenden Antikörper bilden einen spezifischen Infektionsschutz, der im Idealfall lebenslang vor einer Zweitinfektion schützt. Dies klappt allerdings nur bei einigen Impfungen und nur gegen wenige Erreger. Gedächtniszellen halten sich nur sporadisch im Blut auf, daher bilden Blutuntersuchungen das immunologische Gedächtnis nur unvollständig ab.

4.9 Stimulation des Immunschutzes durch Impfung

Zur Einstimmung in die nächsten Kapitel über Impfstoffe und Impfungen illustriert Abbildung 4.4 die Stimulation einer schützenden Immunantwort auf den drei Ebenen:
– Zelluläre Interaktionen;
– Vorgänge an der Einstichstelle in der Haut;
– Ereignisse im drainierenden Lymphknoten.

Die meisten Impfstoffe werden intramuskulär verabreicht. Durch die Impfung werden dendritische Zellen aus der Haut und aus dem Blutkreislauf an die Impfstelle gelockt, wo sie auf den Impfstoff treffen. Die dendritischen Zellen nehmen die Antigene auf und transportieren sie in den drainierenden Lymphknoten. Dort aktivieren sie T-Zellen und B-Zellen. Der obere Teil des Bildes stellt dies auf der zellulären Ebene dar. Das Protein wird von der dendritischen Zelle aufgenommen und dann verarbeitet. Auf diese Weise wird es TH_1- und TH_2-Zellen dargeboten. Über die entsprechenden Zytokine und weitere Mechanismen stimulieren die TH_2-Zellen B-Zellen und die TH_1-Zellen Killer-T-Zellen. Die B-Zellen entwickeln sich zu Plasmazellen, die Antikörper produzieren, die den Erreger neutralisieren können. Die Killer-T-Zellen erkennen virusinfizierte Zellen und zerstören sie, so dass die Virusproduktion unterbunden wird. Die Abbildung stellt die Effekte einer Impfung gegen einen viralen Erreger dar. Für die Impfung gegen Toxine reicht

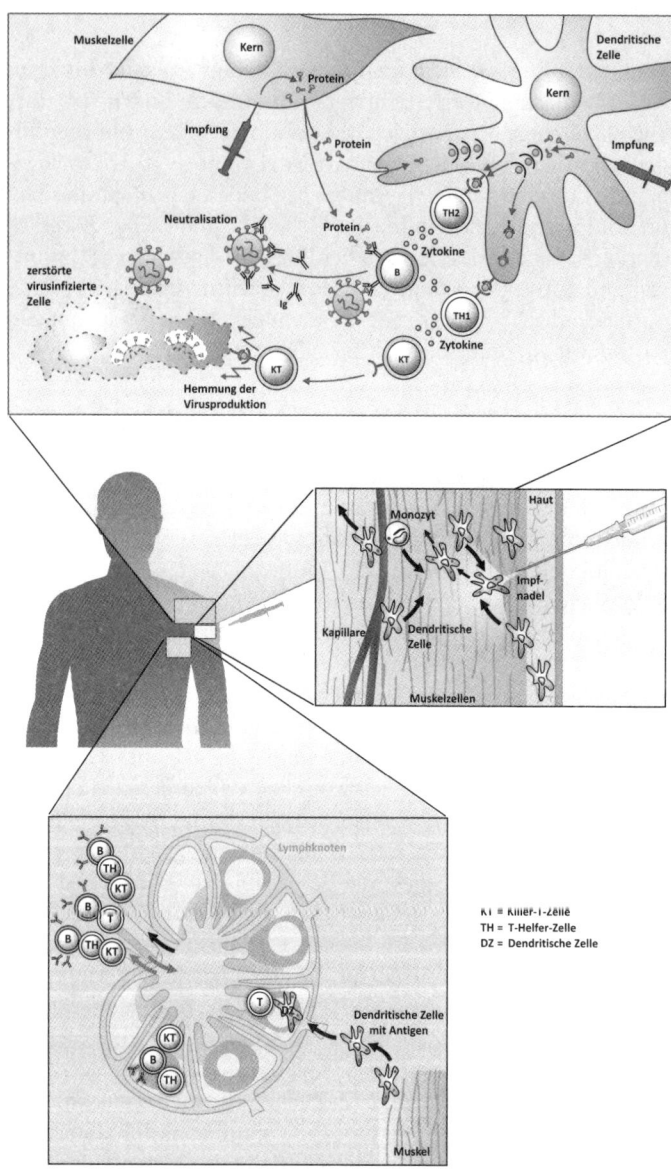

Abbildung 4.4: Stimulation der schützenden Immunantwort durch Impfung.

die Stimulation von Antikörpern, die die Toxine neutralisieren, aus. Impfschutz gegen bakterielle Infektionen beruht in erster Linie auf Antikörpern und TH1-Zellen, die Makrophagen und Granulozyten zu gesteigerter Bakterienabtötung aktivieren.

5. Impfstoffschemata und Impfstofftypen

Eine Impfung ruft spezifisch eine schützende Immunität hervor, ohne eine Krankheit auszulösen. Abhängig vom Erregertyp muss sie unterschiedliche Immunmechanismen aktivieren. Ganzzell-Impfstoffe beinhalten entweder abgeschwächte oder inaktivierte Erreger. Bei den Untereinheiten-Impfstoffen verwendet man mehr oder weniger gereinigte Bestandteile des Erregers oder gentechnisch hergestellte Antigene. Während Ganzzell-Impfstoffe prinzipiell einen ausreichenden Schutz hervorrufen, benötigen Untereinheiten-Impfstoffe meist einen Verstärker, der als Adjuvans bezeichnet wird. Idealerweise verhindert die Impfung die Infektion, also dass sich ein Erreger überhaupt im Körper festsetzt. Verhindert eine Impfung die Infektion nicht, sollte sie mindestens die Erkrankung mildern.

5.1 Grundlagen und Definitionen

In diesem Kapitel soll es nun im Detail um Impfungen gehen. Ich werde ausführen, wie unterschiedliche Impfstoffe aussehen und wie sie wirken und als Beispiele vor allem die zugelassenen und von der Ständigen Impfkommission (STIKO) empfohlenen Vakzinen des Impfkalenders nutzen. Derzeit sind darin für Säuglinge in den ersten Lebensmonaten Impfungen gegen acht Krankheiten aufgelistet (Abb. 5.1). Daran lässt sich ablesen, wie sicher Impfungen bereits im frühesten Lebensalter sind. Einige der Impfungen werden später wiederholt, zum Teil auch im Erwachsenenleben. Solche Folgeimpfungen werden häufig als Auffrischungsimpfungen oder Booster-Impfung bezeichnet. (Im

Englischen steht Boost für die Gabe eines neuerlichen Immunschubs, entsprechend werden Erstimpfungen dort auch als Prime bezeichnet.)

Alle Impfungen der STIKO-Liste sind aktive Immunisierungen. Sie regen das Immunsystem zur Bildung einer schützenden Immunität an. Davon abzugrenzen ist die passive Immunisierung, bei der die schützenden Komponenten, meist Antikörper, bereits über die Impfung verabreicht werden. Während aktive Impfungen in erster Linie der Prävention der Erkrankung dienen, werden passive Impfungen meist therapeutisch genutzt, also, um eine Erkrankung zu lindern oder zu heilen. Sie werden verabreicht, wenn der Erreger bereits im Körper ist, man spricht von postexpositioneller Gabe. Passive Immunisierungen kommen heute viel seltener zum Einsatz als aktive. Aktive Immunisierungen werden in der Regel präexpositionell gegeben, also bevor der Krankheitserreger den Körper infiziert hat. In einigen Fällen ist auch die Gabe nach Infektionsbeginn möglich. Ein Beispiel dafür ist die Impfung eines Menschen, der von einem tollwütigen Tier verletzt wurde. Je nach Schwere der Verletzung und Intensität des Kontaktes wird hier neben dem aktiven Impfstoff zusätzlich auch mit einer passiven Vakzine behandelt, die Immunglobuline enthält.

Im besten Fall verhindert der Impfschutz nach aktiver Immunisierung schon die Infektion – und damit dann auch eine Erkrankung. Mindestens sollen Vakzinen aber die Erkrankung verhindern oder wenigstens mildern. Welchen Schutz die jeweilige Impfung im Körper bewirkt, ist dabei nicht nur für den einzelnen Geimpften relevant, sondern vor allem im Verlauf von Seuchen zentral, wie die SARS-CoV-2-Pandemie uns vor Augen geführt hat. Dann lautet die zentrale Frage oft: Können auch Geimpfte den Erreger weiterverbreiten oder nicht? Die Antwort darauf hängt von der Art des Erregers ab und konkret davon, zu welchem Zeitpunkt im Verlauf der Infektion infizierte Menschen selbst wieder ansteckend sind. Werden erst deutlich Erkrankte zu Überträgern, können Infektionsketten mit Impfstoffen zumeist verhindert werden. Handelt es sich jedoch um Erreger wie SARS-CoV-2, die bereits von asymptomatisch Infi-

Erkrankung	Erreger	Impfstoff	Altersgruppe
Brechdurchfall	Rotaviren	Lebendimpfstoff	Säuglinge
Wundstarrkrampf	Clostridum tetani *	Toxoid	Säuglinge, Kinder, Jugendliche, Erwachsene
Diphtherie	Corynebacterium diphtheriae *	Toxoid	Säuglinge, Kinder, Jugendliche, Erwachsene
Keuchhusten	Bordetella pertussis *	Azellulärer Impfstoff	Säuglinge, Kinder, Jugendliche, Erwachsene
Hals-Nasen-Ohren-Erkrankungen, Lungenentzündung, Hirnhautentzündung	Haemophilus influenzae Typ B *	Konjugat-Impfstoff	Säuglinge
Poliomyelitis, Kinderlähmung	Poliovirus *	Totimpfstoff	Säuglinge, Jugendliche
Hepatitis B	Hepatitis-B-Virus *	Untereinheiten-Impfstoff	Säuglinge
Pneumonie-Erkrankung	Streptococcus pneumoniae	Konjugat-Impfstoff	Säuglinge, Ältere
Hirnhautentzündung	Neisseria meningitidis C	Konjugat-Impfstoff	Kleinkinder
Masern	Masern-Virus **	Lebendimpfstoff	Kleinkinder
Mumps	Mumps-Virus **	Lebendimpfstoff	Kleinkinder
Röteln	Röteln-Virus **	Lebendimpfstoff	Kleinkinder
Windpocken	Varizella-Zoster-Virus ***	Lebendimpfstoff	Kleinkinder
Feigwarzen, Zervikalkrebs	Humane Papillom-Viren	Virusähnliche Partikel	Jugendliche
Gürtelrose	Varizella-Zoster-Virus	Untereinheiten-Impfstoff	Ältere
Grippe	Influenzavirus	Inaktivierter Erreger	Ältere

* Wird auch als Sechsfach-Kombinationsimpfstoff verabreicht
** Wird als Dreifach-Kombinationsimpfstoff (MMR) verabreicht
*** Wird auch als Dreifach-Kombinationsimpfstoff verabreicht. Wird auch gemeinsam mit MMR als Vierfach-Kombinationsimpfstoff (MMRV) verabreicht.

Abbildung 5.1: In Deutschland empfohlene Impfungen.

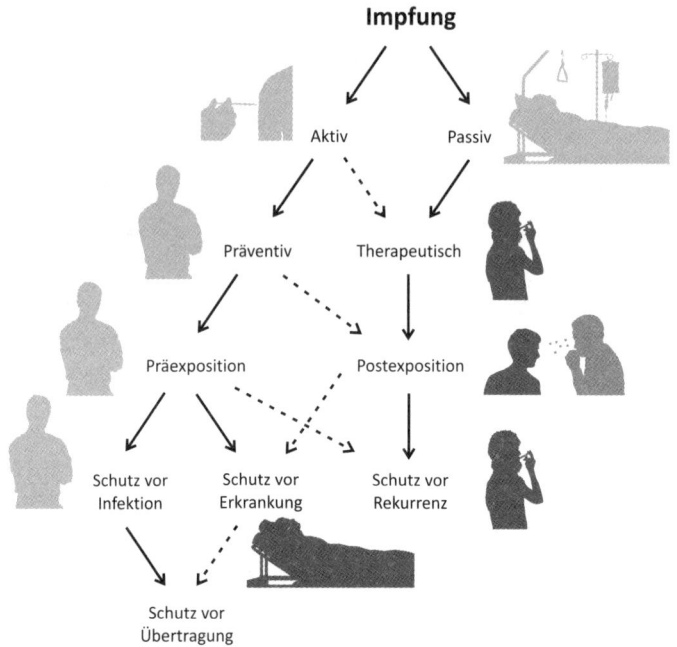

Abbildung 5.2: Unterschiedliche Möglichkeiten für Impfungen.

zierten weiterverbreitet werden, braucht es im Idealfall einen Impfstoff, der bereits eine Infektion verhindert. Abbildung 5.2 gibt eine Übersicht über die unterschiedlichen Möglichkeiten für Impfungen.

In Fällen, in denen die Infektion keinen ausreichenden oder lang anhaltenden Schutz erzielt, kann es vorkommen, dass Patienten nach ihrer Heilung – z. B. durch Antibiotika- oder Virustatika-Behandlung – ein weiteres Mal erkranken. Wir nennen dies Rekurrenz. Die moderne Impfstoffforschung versucht, auch gegen solche Zweit- oder Dritterkrankungen Impfstoffe zu entwickeln. Dafür müssen Impfungen einen Immunschutz erreichen, der besser ist als der ungenügende Schutz nach durchgemachter Infektion (Abb. 5.2).

5.2 Welche Art von Immunität wird durch einen idealen Impfstoff hervorgerufen?

An einer erfolgreichen Impfung sind prinzipiell alle Komponenten der Immunität beteiligt. Aus dem angeborenen Immunsystem spielen insbesondere Fresszellen und NK-Zellen eine große Rolle. Der Hauptträger des Impfschutzes ist jedoch die erworbene Immunität mit ihren spezifischen Antikörpern und T-Zellen.

Bei den meisten zugelassenen Vakzinen wird der Impfschutz im Wesentlichen von spezifischen Antikörpern getragen. Besonders effektiv ist es, wenn diese im Blut zirkulieren und den Erreger sofort angreifen können. Solche präexistierenden Antikörper werden von langlebigen Plasmazellen gebildet (s. Abb. 4.3). Ein sehr gutes Beispiel hierfür stellt die Impfung gegen Gelbfieber dar, bei der die Antikörper sehr lange in ausreichender Menge im Blut zirkulieren. Häufig sinken Antikörpertiter jedoch mit einigem Abstand zur Impfung wieder. Dann kommt es auf Gedächtnis-B-Zellen an, die bei Erregerkontakt schnellstens die Antikörperproduktion wieder in Gang setzen. Diese beschleunigte Antikörperbildung reicht bei Erregern, die nicht sofort krank machen, aus, um eine Krankheit zu verhindern. So ist es beispielsweise bei Hepatitis B, die sich erst Wochen nach der Virusinfektion entwickelt. Hingegen kommt es bei Krankheiten, die schnell nach der Infektion ausbrechen, vor, dass auch Geimpfte bei einem Erregerkontakt mildere Krankheitssymptome entwickeln, bevor einige Zeit später ausreichend Antikörper gebildet sind, um den Erreger zu eliminieren. Das ist zum Beispiel der Fall bei einer Infektion mit HiB. Dabei greift anfänglich die angeborene Immunität und hilft, den Erreger einzudämmen. Generell gilt: Bei einer Infektion wird der Körper nie nur von der impfinduzierten Immunität geschützt, sondern auch über die normale, bei der Infektion aktivierte Abwehr. Beide beeinflussen sich gegenseitig.

Hat sich ein Erreger bereits in Zellen eingenistet, braucht es neben Antikörpern auch T-Zellen. Die Impfung gegen Gürtelrose für Ältere beschreitet diesen Weg. Es handelt sich um einen Untereinheiten-Impfstoff, der durch ein äußerst wirksames Adjuvans verstärkt wird, das auch T-Zellen stimuliert. Dies ist nötig, weil die Herpes-Zoster-Viren nach einer ausgeheilten Windpockeninfektion in Nervenzellen überdauern. Dort sind sie für Antikörper unsichtbar. Jetzt sind Killer-T-Zellen gefragt, die auch die in den Zellen versteckten Viren angreifen können.

5.3 Aufbau von Impfstoffen

Impfstoffe beinhalten prinzipiell drei Bestandteile:
- Antigene, die für die Spezifität des Impfstoffs verantwortlich sind;
- Hilfsstoffe, Adjuvanzien genannt, die für die Art und Stärke der Immunität zuständig sind;
- Begleitstoffe, die schädliche, fördernde oder keine Wirkung besitzen.

Grob werden zwei Vakzine-Typen unterschieden: Ganzzell-Impfstoffe und Untereinheiten-Impfstoffe (Abb. 5.3).

Ganzzell-Impfstoffe

Ganzzell-Impfstoffe enthalten Krankheitserreger, die abgeschwächt (fachsprachlich: attenuiert) oder abgetötet (inaktiviert) wurden. Dies bietet den Vorteil, dass die Impfung weitgehend das Antigen-Repertoire des voll infektiösen Erregers mitbringt. Meist stimuliert sie das Immunsystem auch effektiv, besitzt also ausreichende Adjuvans-Wirkung. In der Regel wird ein umfassender Impfschutz erreicht, dem ein Erreger nur schwer mittels Mutation entweichen kann. Prinzipieller Nach teil dieser Impfstoffe ist die Möglichkeit schädlicher Wirkungen. Dies gilt besonders für attenuierte Lebendimpfstoffe, deren Impferreger meist eine Zeit lang im Geimpften überleben. Deswegen sind viele Lebendimpfstoffe nicht für die Anwendung bei immungeschwächten Menschen geeignet. Hingegen kann eine Reversion des attenuierten Impfstamms zum Wildtyp – also zum eigentlichen Krankheitserreger – in der Praxis ausgeschlossen werden, weil durch die Attenuierung zahlreiche Gene voll-

Zugelassene Impfstoffe

Aktive Immunisierung		Passive Immunisierung
Ganzzell-Impfstoffe	Untereinheiten-Impfstoffe	Rekonvaleszenten-Serum Beispiel: Corona
Attenuierte Impfstoffe Beispiel: Masern	Teilgereinigte Impfstoffe Beispiel: Keuchhusten	Monoklonale Antikörper Beispiel: Milzbrand
Inaktivierte Impfstoffe Beispiel: Hepatitis A	Toxoid-Impfstoffe Beispiel: Diphtherie	
	Rekombinante Protein-Impfstoffe Beispiel: Hepatitis B	
	Konjugat-Impfstoffe Beispiel: Haemophilus influenzae Typ B	
	Virusähnliche Partikel Beispiel: Humane Papillom-Viren	

Abbildung 5.3: Übersicht über die unterschiedlichen zugelassenen Impfstofftypen.

ständig verloren gehen. Die Wahrscheinlichkeit, dass ein Erreger diese Gene wieder hinzugewinnt, tendiert gegen null. Inaktivierte Impfstoffe enthalten zwar auch das gesamte Antigen-Potenzial. Da die inaktivierten Erreger sich aber nicht mehr vermehren können, kann es nötig werden, dass ein Adjuvans die Stimulation des Immunsystems verstärkt.

Attenuierte Lebendimpfstoffe Um einen Erreger so abzuschwächen, dass er sich weitgehend gefahrlos als Impfstoff einsetzen lässt, kommen mehrere Verfahren in Frage. Frühe Methoden hat bereits Louis Pasteur entwickelt (s. Kap. 2). Noch heute werden Erreger mitunter durch zahlreiche Passagen in Zellkulturen oder Tieren abgeschwächt. Dabei kommt es zu Mutationen, die eine verminderte Virulenz des Erregers bewirken. Heute werden Genausfälle auch gezielt gentechnisch herbeigeführt. Attenuierte Erreger sind zwar abgeschwächt, aber weiter vermehrungsfähig.

Zu den attenuierten Lebendimpfstoffen gehört neben den in Abbildung 5.1 aufgeführten, in Deutschland empfohlenen Vakzinen auch der weltweit am häufigsten eingesetzte Impfstoff: Bacille-Calmette-Guérin (BCG) gegen Tuberkulose. Er wurde bisher mehr als vier Milliarden Mal verabreicht und übertrifft damit sogar die Pocken-Vakzine. BCG stammt ursprünglich vom Erreger der Rinder-Tuberkulose ab, der sehr nah mit dem Erreger der humanen Tuberkulose verwandt ist und auch im Menschen eine Erkrankung hervorruft. Die Impfung kann in Kleinkindern zwar häufig sehr heftige Krankheitsverläufe verhindern, aber nicht die Infektion. Gegen die Lungentuberkulose, die vor allem Erwachsene betrifft, ist der BCG-Impfschutz ungenügend. Hier besteht dringender Verbesserungsbedarf. Außerordentlich erfolgreich hingegen sind Lebendimpfstoffe gegen viele Viruserkrankungen, wie Masern, Mumps und Röteln. Obwohl sie bereits im Kleinkindalter verabreicht werden, erzielen sie einen lang anhaltenden Impfschutz, so dass Auffrischungsimpfungen später nicht mehr nötig sind.

Inaktivierte Impfstoffe Für diese Art von Impfstoff werden Erreger nicht nur abgeschwächt, sondern getötet. Dieser Impfstofftyp wird daher auch als Totvakzine bezeichnet. Erreicht wird dies zum Beispiel mittels Hitze, UV-Strahlung oder Chemikalien. Zum Teil zerfallen die Erreger bei dieser Prozedur. Deswegen ist der Übergang zwischen *inaktivierten Ganzzell-Impfstoffen*, in denen der Erreger noch als Ganzes vorliegt, und *Untereinheiten-Impfstoffen*, die Erregerteile beinhalten, fließend. Inaktivierte Impfstoffe brauchen häufig die Unterstützung eines Adjuvans, um das Immunsystem ausreichend zu stimulieren.

Bekannte Totimpfstoffe gegen virale Infektionen sind etwa der Hepatitis-A-Impfstoff und der Totimpfstoff nach Salk gegen Kinderlähmung. Während der Hepatitis-A-Impfstoff als Adjuvans Aluminiumsalze enthält, ist der Polio-Impfstoff nicht verstärkt. Ein inaktivierter Ganzzell-Impfstoff gegen einen bakteriellen Krankheitserreger ist der Cholera-Impfstoff. Er wird oral verabreicht und kommt häufig zum Einsatz, wenn die Cholera in einem Katastrophengebiet ausbricht. Seine Wirksamkeit ist jedoch unbefriedigend.

Untereinheiten-Impfstoffe

Untereinheiten-Impfstoffe bestehen aus mehr oder weniger gut definierten Antigenen und meist einem Adjuvans. Zwar können auch hier Nebenwirkungen nicht völlig ausgeschlossen werden, das Risiko ist aber reduziert. Bei teilgereinigten Vakzinen werden schädliche Bestandteile möglichst entfernt und die für die spezifische Immunität verantwortlichen Antigenbestandteile beibehalten. Die Impfstärke wird meist durch ein Adjuvans erreicht. Wenn solch ein Impfstoff hochspezifisch für ein einzelnes Antigen ist, besteht grundsätzlich die Möglichkeit, dass sich der Erreger durch Mutationen dem Impfschutz entzieht. Einige Untereinheiten-Impfstoffe neutralisieren lediglich die krank machende Wirkung des Erregers, ohne ihn direkt abzutöten. Dies kann zwar einen guten Impfschutz hervorrufen, dämmt aber die Verbreitung des Erregers nicht ausreichend ein.

Am Übergang zwischen Ganzzell- und Untereinheiten-Impfstoffen liegt beispielsweise ein Impfstoff gegen Keuchhusten. Dieser besteht mehr oder weniger aus einem ungereinigten Extrakt des Erregers, das aber keine ganzen Bakterienzellen mehr

enthält. Ein anderer, azellulärer Impfstoff gegen Keuchhusten enthält dagegen teilgereinigte und damit recht gut definierte Bausteine, insbesondere das Keuchhusten-Toxin. In Deutschland
wird heute weitgehend der aus gereinigten Erregerbestandteilen
bestehende Impfstoff empfohlen. Der Impfschutz ist gut, hält aber
nicht lebenslang, weshalb Jugendlichen und Älteren eine Auffri-
schung empfohlen wird. Seine Schutzwirkung beruht in erster
Linie auf der Bildung neutralisierender Antikörper gegen die
Toxine. Jedoch schützt die Vakzine nicht vor Infektion, weshalb
geimpfte Menschen Keimträger sein und andere anstecken können. Dies verhindert eine effektive Herdenimmunität (s. Kap. 9).

Reine Impfstoffe: Toxoide und rekombinante Proteine Der Keuch-
husten-Impfstoff wird im Allgemeinen nicht alleine verabreicht,
sondern in Kombination mit anderen Impfstoffen. Es gibt ihn
in einer Dreifachimpfung, die zusätzlich gegen Diphtherie und
Tetanus schützt, oder in einer Vierfachimpfung, die darüber hinaus auch eine Polio-Komponente enthält. Die Impfstoffe gegen
Diphtherie und Tetanus sind Toxoid-Vakzinen. Um sie herzustellen, werden die Erreger unter Bedingungen gezüchtet, in denen sie große Mengen ihrer krank machenden Gifte ausschütten.
Diese Toxine werden dann chemisch mit Formaldehyd entgiftet.
Fortan heißen sie Toxoide, also giftähnliche Stoffe. Sie werden
gereinigt und an Aluminiumsalze, die als Adjuvans dienen, an-
gelagert. In dieser Form sind sozusagen Reste der Erregergifte
als Vakzinen einsatzfertig.

Verabreicht wird meist ein Vierfachimpfstoff oder sogar ein
Sechsfachimpfstoff, der mit HiB und Hepatitis-B-Komponenten
aufgestockt wird. Hierbei ist die Hepatitis B Impfkomponente
ein in gentechnisch veränderten Hefezellen hergestelltes Protein
des Hepatitis-B-Virus. Solche mittels Gentechnik erzeugten
Vakzinen werden rekombinante Impfstoffe genannt. Um sie
herzustellen, schleust man das Gen, das für das benötigte Antigen kodiert, zum Beispiel in Hefezellen ein. Diese werden dann
in Zellkultur vermehrt und produzieren das Antigen, welches
schließlich noch aufgereinigt wird.

Es liegt ein (in Deutschland nicht von der STIKO empfohlener) Impfstoff gegen Meningokokken B vor, der mit einer Zusammenstellung mehrerer rekombinanter Proteine arbeitet. Zusätzlich enthält er Membranbestandteile des Erregers, die ebenfalls als Antigene wirksam sind. Gemeinsam mit dem Adjuvans aus einem Aluminiumsalz ordnen sich die Antigene in einer Struktur an, die eine bessere Immunantwort bewirkt.

Konjugat-Impfstoffe Diese Gruppe der Untereinheiten-Vakzinen arbeitet damit, dass Zuckerketten aus der Erregerhülle an Trägerproteine gekoppelt – oder eben: konjugiert – werden. So wird verfahren, weil Kohlenhydrate allein das Immunsystem wenig bis gar nicht anregen. Durch ihre Kopplung an den Proteinträger können T-Zellen stimuliert werden, mit deren Hilfe eine starke IgG-Antwort ausgelöst wird, die über einen langen Zeitraum anhält.

Ein Beispiel stellt der HiB-Impfstoff dar. Er besteht aus den Kohlenhydraten der Kapsel des *Haemophilus*-Bakteriums, die an das Tetanus- oder Diphtherie-Toxoid gekoppelt wurden. Auf diese Weise werden zwei Fliegen mit einer Klappe geschlagen: Das Toxoid dient als Träger für das Kohlenhydrat von HiB und zugleich als Antigen gegen Diphtherie bzw. Tetanus. Allerdings reicht die Menge des Trägertoxoids bei einer Einzelimpfung gegen HiB nicht aus, um zusätzlich eine Immunisierung gegen Tetanus oder Diphtherie zu erreichen. Ein anderer Konjugat-Impfstoff kommt gegen die Meningokokken C zum Einsatz. Er wird jedoch einzeln verabreicht und ist der einzige in Deutschland empfohlene Impfstoff gegen Meningokokken.

Die Beispiele zeigen, wie wir auf Grundlage unseres genauen Wissens über die Immunantwort heute in der Lage sind, trickreiche moderne Vakzinen zu entwickeln, die einen Immunschutz stimulieren können, der dem Schutz nach natürlicher Infektion sogar überlegen sein kann.

Virusähnliche Partikel Schon früh hatte man herausgefunden, dass das Impfantigen von Hepatitis-B-Viren die Immunantwort dann am stärksten stimuliert, wenn es in einer geordneten Struktur vorliegt – in Form sogenannter virusähnlicher Partikel

(*Virus-like Particles*, VLP). Dieses Prinzip erwies sich als äußerst erfolgreich auch für andere Impfstoffe. Bei der Vakzine gegen humane Papillom-Viren (HPV) entstehen die virusähnlichen Partikel spontan, wenn zwei antigene Proteine des Erregers zusammenkommen. In der Partikelform sind diese, grob gesagt, den Erregern ähnlicher, als wenn sie als lösliche Proteine vorliegen. Die Partikel heißen zwar virusähnlich, jedoch fehlen ihnen die Nukleinsäuren. Damit ist sowohl ausgeschlossen, dass sie sich ins Erbgut integrieren, als auch, dass sie vermehrt werden.

Der HPV-Impfstoff ist gegen relevante Typen des humanen Papillom-Virus gerichtet und schützt vor dem von ihnen ausgelösten Gebärmutterhalskrebs. Er wird ohne Adjuvans verabreicht und stimuliert in erster Linie die Produktion neutralisierender Antikörper, die ihrerseits die Anheftung der Viren an Körperzellen blockieren. Aus immunologischer Sicht reicht dies völlig aus. Jedoch muss die Impfung vor dem ersten Sexualkontakt erfolgen, weil sie bei bereits infizierten Personen nicht wirkt. Um für diese Frauen einen Schutz zu erreichen, bräuchte es eine starke T-Zellantwort, in deren Folge Killer-T-Zellen infizierte Zellen zerstören und bereits etablierte Viren eliminieren könnten. Die Forschung arbeitet an solchen HPV-Impfstoffen.

5.4 Adjuvanzien

Diese Hilfs- oder Verstärkerstoffe sind eine entscheidende Komponente von Untereinheiten-Impfstoffen, die auf mehr oder weniger reinen Antigenen beruhen. Bei diesen Antigenen handelt es sich um Eiweißstoffe, an die bei den Konjugat-Vakzinen Kohlenhydrate gekoppelt sind. Meist reicht ihre Immunogenität nicht aus. Das bedeutet, dass diese Stoffe allein kaum in der Lage sind, eine Immunantwort auszulösen, die Schutz gegen den Erreger vermittelt. Adjuvanzien wurden bereits Anfang des 20. Jahrhunderts bei den ersten Toxoid-Impfstoffen gegen Diphtherie und Tetanus verwendet. Dort kamen Aluminiumsalze zum Einsatz, die noch heute häufig verwendet werden. Die Salze lagern sich an das Proteinantigen an und bewirken, dass dieses nach der Impfung verzögert ins Gewebe freigesetzt wird.

So wird die Immunantwort über eine längere Zeit stimuliert. Hinzu kommt, dass Aluminiumsalze auch von mustererkennenden Rezeptoren erfasst werden und auf diesem Weg eine leichte Entzündungsreaktion auslösen, die Immunzellen an die Injektionsstelle lockt. Stimuliert werden hauptsächlich TH2-Zellen, die die Antikörperproduktion durch Plasmazellen anregen. Schwieriger ist es, TH1-Zellen anzuregen, damit über sie Makrophagen und Killer-T-Zellen aktiviert werden.

Die Entdeckung der mustererkennenden Rezeptoren und der dazu passenden Moleküle hat die gezielte Entwicklung neuer Adjuvanzien ermöglicht, die auch T-Lymphozyten stimulieren. Allerdings sind bislang nur wenige dieser Adjuvanzien der zweiten Generation zugelassen. Im Prinzip bestehen sie aus Lipiden sowie Molekülen, die an bestimmte mustererkennende Rezeptoren passen, und außerdem aus oberflächenaktiven Substanzen. Letztere sind sogenannte Saponine. Sie werden ähnlich in Seifen und Spülmitteln verwendet, sind aber unschädlich. In einer Lösung verbessern Saponine die Durchmischung des wasserlöslichen Antigens mit den öligen Substanzen. Es entsteht eine Emulsion, aus der das Antigen nur langsam freigesetzt wird. Weiterhin ermöglichen Saponine die schonende Aufnahme von Antigenen in das Innere von Körperzellen. Auf diese Weise lässt sich mit ihnen eine Stimulation von T-Zellen erreichen, besonders auch von Killer-T-Zellen. Ähnlich wie bei Aluminiumsalzen entsteht im Körper ein Entzündungsreiz, der sich mit Molekülen, die an die mustererkennenden Rezeptoren binden, weiter verstärken lässt. Die Folge ist eine kräftige Immunantwort. Ein Adjuvans, das nach diesem Prinzip aufgebaut ist, wird bereits im Untereinheiten-Impfstoff gegen Gürtelrose und Malaria erfolgreich eingesetzt.

Adjuvanzien werden nicht nur genutzt, um schwache Antigene zu verstärken. Mit ihnen lässt sich auch die Dosis starker Antigene deutlich verringern. Einen Vorteil bieten sie auch, wenn ein Antigen schwierig herzustellen ist. Zugleich sind jedoch auch einige Bestandteile moderner Adjuvanzien in ihrer Herstellung komplex und zeitaufwendig, weshalb auch sie zu Hemmfaktoren bei der Großproduktion von Impfstoffen werden können.

5.5 Passive Immunisierung

Für die Einführung der passiven Immunisierung gegen Diphtherie und Tetanus gegen Ende des 19. Jahrhunderts erhielt Emil von Behring 1901 als erster Forscher überhaupt den Medizin-Nobelpreis. Behring benutzte Immunseren, die er aus dem Blut gezielt infizierter Pferde gewann. Als Medikament konnte sein Mittel eine bereits ausgebrochene Diphtherie mildern. Außerdem wurde das Serum Kindern verabreicht, in deren Umgebung die Diphtherie ausgebrochen war, um diese vor der Krankheit zu schützen. Wahrscheinlich rührt daher der Begriff «Impfserum», der eigentlich falsch ist.

Weil Fremd-Antikörper nur eine kurze Zeit im Organismus des Behandelten überleben, funktionierte Behrings präexpositionelle Passivimpfung nur dann, wenn ein kurzer Zeitraum zwischen Serumgabe und Ansteckung lag. Immer wieder kam es zu Immunreaktionen gegen das Pferde-Molekül, bei Mehrfachgabe war ein allergischer Schock nicht ausgeschlossen. Besser verträglich als tierisches Serum ist *Rekonvaleszentenserum*, also ein Mittel, das aus dem Blut von Menschen gewonnen wird, die eine Erkrankung durchgemacht haben und wieder gesundet sind. Heute wird diese Strategie in Notfallsituationen verfolgt, etwa auch zu Anfang der COVID-19-Pandemie. Je besser das Serum gereinigt ist, je reiner also die Immunglobulin-Fraktion vorliegt, desto geringer sind die Nebenwirkungen. Dennoch ist das Verfahren unbefriedigend, denn unter all den Antikörpern aus dem Serum eines Erwachsenen ist der Anteil der jeweils benötigten, spezifischen Antikörper gegen den gerade vorhandenen Erreger verhältnismäßig gering.

Einen Durchbruch brachte die Entwicklung der monoklonalen Antikörper, für die Georges Köhler und César Milstein 1984 mit dem Nobelpreis für Medizin geehrt wurden. Das Prinzip beruht darauf, dass eine Zelllinie geschaffen wird, die ausschließlich den einen gewünschten Antikörper produziert. Damit ist es möglich, Antikörper einer einzigen Spezifität in großen Mengen zu generieren. In den darauffolgenden Jahren wurden die Techniken immer weiter verbessert. Heute können humane mono-

Prinzip: Bekämpfung von Infektionserregern			
Generischer Name	Spezifität	Mechanismus	Angabe/Indikation
Raxibacumab	Milzbrand	Blockiert Milzbrand-Toxin	Milzbrand
Palivizumab	Respiratorisches Synzytial-Virus	Verhindert Viruseintritt in die Zelle	Untere Atemwegs-infektion durch RSV bei Kleinkindern
ZMapp	Ebola-Virus	Neutralisiert Ebola-Virus	Ebola (ausstehende Genehmigung)
Bamlanivimab	SARS-CoV-2	Verhindert Viruseintritt in die Zelle	COVID-19
Casirivimab/ Imdevimab	SARS-CoV-2	Verhindert Viruseintritt in die Zelle	COVID-19

Abbildung 5.4: Monoklonale Antikörper zur
Therapie von Infektionskrankheiten.

klonale Antikörper hergestellt werden, deren produzierende Zellen von Menschen stammen. Außerdem gibt es sogenannte humanisierte monoklonale Antikörper. Diese Antikörper werden ursprünglich zwar in der Regel von Mäusezellen gebildet, dann aber so umgebaut, dass sie wie menschliche Antikörper aussehen. Schließlich ist es möglich, gentechnisch veränderte Bakterien, Hefen oder Pflanzen monoklonale Antikörper herstellen zu lassen.

Das Spektrum an Krankheiten, für die uns monoklonale Antikörper zur Verfügung stehen, wächst laufend. In den USA waren 2020 bereits mehr als 75 monoklonale Antikörper zur Therapie unterschiedlichster Krankheiten zugelassen. In erster Linie werden sie zur Behandlung chronischer Entzündungen und Krebs eingesetzt (s. Kap. 8). Es gibt aber auch einige Beispiele für monoklonale Antikörper gegen Krankheitserreger, etwa gegen Ebola-Viren, respiratorische Synzytial-Viren (RSV), gegen SARS-CoV-2 und auch gegen das Anthrax-Toxin von Milzbrandbakterien (Abb. 5.4).

6. Impfstoffe der Zukunft

Neuere Erkenntnisse aus der biomedizinischen Forschung er-
lauben die Entwicklung verbesserter oder neuer Impfstoffe auch
für Krankheiten, für die bislang noch keine Impfung möglich
ist. Dabei geht es neben einem wirksameren Impfschutz auch
um geringere Nebenwirkungen sowie niedrigere Herstellungs-
kosten. Neue Impfstofftypen sind unter anderem Nukleinsäure-
Impfstoffe, genetisch modifizierte Lebendimpfstoffe sowie
Vektorimpfstoffe. Überdies haben tiefere Einblicke in die molekularen Strukturen der Erreger, die das angeborene Immunsystem erkennt, die Entwicklung einer neuen Generation von
Adjuvanzien ermöglicht. Getestet werden auch neue Darrei-
chungsformen, etwa essbare Impfstoffe oder die Applikation
von Vakzinen über Sprays oder Pflaster.

6.1 Impfstoffe der nächsten Generation

SARS/MERS, Ebola, Chikungunya und Zika: In den vergangenen zehn Jahren sind eine Reihe von Erregern mit Pandemiepo-
tential ausgebrochen – und haben die Forschung und Entwicklung von Impfstoffen in Fahrt gebracht. Einen Schub von nie
dagewesenem Ausmaß erhielt die Impfstoffentwicklung durch
den Ausbruch der COVID-19-Seuche. Hier stellten rekombinante Vektor-Impfstoffe und Nukleinsäuren-Impfstoffe die ersten zugelassenen Vakzinen. Abbildung 6.1 gibt eine Übersicht
über die wichtigsten Impfstoffe der nächsten Generation.

6.2 Rekombinante Lebendimpfstoffe

Bei rekombinanten Lebendimpfstoffen handelt es sich um le-
bensfähige Viren oder Bakterien, die durch genetische Veränderungen abgeschwächt wurden, oder um bereits vorhandene

Impfstoffe der nächsten Generation

Rekombi-nante Impfstoffe	Ribo-nuklein-säuren-Impfstoffe	Heterologe Impfstoffe	Essbare Impfstoffe	Peptid-Impfstoffe	Neue Adju-vanzien/ Nano-partikel
Aktive Impfung					
Genmodi-fizierte Impfstoffe Beispiel: Typhus	DNA-Impfstoffe Beispiel: Corona (klinische Studien)	BCG-Impfung Beispiel: Corona (klinische Studien)	Bakterielle Magen-Darm-Infektionen Rekombi-nante Impfstoffe aus Pflanzen (Obst, Gemüse) (experimentell)	Impfstoffe gegen Neo-antigene Beispiel: Melanom (klinische Studien)	Adjuvantierte Unter-einheiten-Impfstoffe Beispiel: Corona
Vektor-Impfstoffe Beispiel: Ebola	RNA-Impfstoffe Beispiel: Corona				Nanopartikel für RNA-Impfstoffe Beispiel: Corona

Abbildung 6.1: Die wichtigsten Impfstoffe der nächsten Generation.

Lebendimpfstoffe, die genetisch so modifiziert wurden, dass sie eine stärkere Immunität hervorrufen. Der neu entwickelte Dengue-Impfstoff gehört in diese Gruppe. Er baut auf dem alt-bekannten Lebendimpfstoff gegen Gelbfieber auf und macht sich zunutze, dass beide Viren nahe Verwandte sind. Für den Impfstoff wurden vier Antigene des Dengue-Virus in das Ge-nom des Gelbfieber-Impfvirus integriert. Insofern kann man die neue Vakzine auch als Mischform zwischen rekombinantem und Vektor-Lebendimpfstoff ansehen. Das Gelbfieber-Impfvirus fungiert hier einerseits als Träger, andererseits kann es aufgrund seiner Ähnlichkeit auch zur Dengue-spezifischen Immunantwort beitragen. Der Impfstoff ist in zahlreichen Ländern zugelassen, allerdings nur für Menschen, die nachweislich bereits eine Dengue-Infektion durchgemacht haben. In Dengue-naiven Menschen kann die Vakzine das Krankheitsbild verschlimmern.

Bei der Attenuierung ist darauf zu achten, dass eine Rückmutation des Impfvirus zum voll pathogenen Erreger ausgeschlossen werden kann. Dies gelingt, indem mindestens zwei, besser noch mehr Gene, die für die krank machenden Eigenschaften des Erregers verantwortlich sind, entfernt werden. Eine Reversion ist damit in der Praxis ausgeschlossen. Ein Beispiel für dieses Vorgehen liefert der Impfstamm Salmonella Typhi Ty21a, der in einem oralen Impfstoff gegen Typhus Anwendung findet und in vielen Ländern zugelassen ist. Die Mutationen in den Bakterien wurden mittels Chemikalien und UV-Licht erzeugt. Ein rekombinanter Tuberkulose-Impfstoff, in dem zwei Gene entfernt wurden, befindet sich in einem fortgeschrittenen Stadium der klinischen Testung. Eines der betroffenen Gene kontrolliert zirka 80 weitere Gene, die mithin ebenfalls abgeschaltet sind. Einen umgekehrten Weg ging man bei der Entwicklung eines rekombinanten Tuberkulose-Impfstoffs auf der Basis der alten BCG-Vakzine. Hier wurde dem BCG-Stamm ein Gen eingepflanzt, um die Immunantwort zu verbessern. Dieser Impfstamm soll sowohl präventiv als auch therapeutisch eingesetzt werden. Er befindet sich in der letzten Phase der klinischen Überprüfung sowohl für Erwachsene als auch für Kleinkinder.

6.3 Rekombinante Vektor-Impfstoffe

Rekombinante Vektor-Impfstoffe bestehen aus einem harmlosen Träger-Virus, das gentechnisch so verändert wurde, dass es Antigene des Erregers ausbildet, gegen den geimpft werden soll. Genauer gesagt wurden die Gene für bestimmte Erreger-Merkmale in das Erbgut des Vektorvirus eingepflanzt, so dass die Impfstoffe unsere Körperzellen anleiten, das Impfantigen selbst zu produzieren. Das gilt natürlich auch für die Antigene des

Vektors. Als Träger kommen bereits zugelassene Lebendimpf-stoffe wie der Masernimpfstoff in Frage oder auch weitverbrei-tete, harmlose Viren. Zur Sicherheit können die Trägerviren weiter abgeschwächt werden, indem sie beispielsweise vermeh-rungsunfähig gemacht werden. Am häufigsten werden Adeno-viren (Ad) für diese Zwecke eingesetzt; sie bergen aber auch po-tenzielle Risiken. Zum einen sind einige Virustypen in der Natur weitverbreitet, weshalb viele Menschen bereits Antikörper ge-gen Adenoviren tragen. Somit besteht das Risiko, dass die Ab-wehr das Impf-Adenovirus rasch eliminiert. Um dies zu umge-hen, werden Stämme ausgewählt, die in der Natur eher selten vorkommen, vor allem Ad5 und Ad26. Zum Zweiten sind Ade-noviren DNA-Viren. Theoretisch ist also denkbar, dass das Vi-ruserbgut ins menschliche Erbgut aufgenommen wird. In der Tat machte man sich dieses medizinisch zunutze, als man Ade-noviren zur Gentherapie verwandte. Bei viralen Impfvektoren hingegen geschieht dies nicht, denn sie sind gezielt so konstru-iert, dass sie sich nicht in das Genom der Zielzelle integrieren können. Überdies können Adenovirusstämme als Vektoren ge-nutzt werden, für die der Mensch kein natürlicher Wirt ist. Ein solches wählte die Universität Oxford für ihre COVID-19-Vak-zine, bei der ein Adenovirus (ChAdOx) zum Einsatz kommt, das in der Natur Erkältungen bei Schimpansen auslöst.

Ein anderer Vektor ist der modifizierte Pockenimpfstoff MVA (*Modified Vaccinia Ankara*, MVA), ebenfalls ein DNA-Vektor-virus. Als RNA-Vektor ist das *Vesicular Stomatitis Virus* (VSV) zu nennen. Es stammt von einem veterinärmedizinisch relevan-ten Erreger ab, der bei Pferden, Rindern und Schweinen die Krankheit Vesikuläre Stomatitis hervorruft. Im Menschen ist das VSV-Vektorvirus eingeschränkt vermehrungsfähig, aber völlig ungefährlich. Zugleich können natürliche Infektionen von Menschen ausgeschlossen werden und damit auch eine prä-existierende Immunität.

Bei der Entwicklung neuer Vakzinen greift man auf frü-here Erfahrungen mit den jeweiligen Vektoren zurück. Gegen COVID-19 wurden verschiedene Vektor-Impfstoffe entwickelt, die unter anderem Adenoviren, Schimpansen-Adenoviren, MVA,

VSV und den Masernimpfstoff als Träger nutzen. Gegen Ebola wurden Vektor-Impfstoffe hergestellt, die auf einer Prime/Booster-Impfung mit Adenoviren- und MVA-Vektoren beruhen, sowie ein Impfstoff auf der Basis eines VSV-Vektors. Auch gegen HIV/Aids setzt man auf Vektor-Impfstoffe in unterschiedlichen Kombinationen. Zum Einsatz kommen in erster Linie harmlose Vertreter aus der Familie der Pockenviren, etwa das Pockenvirus der Kanarienvögel. Allerdings konnte noch kein Impfstoff gegen HIV/Aids einen Durchbruch erzielen.

Neben viralen Vektoren gibt es auch bakterielle Vektoren, die die Antigene anderer Erreger transportieren. Sie basieren meist auf Salmonellenimpfstoff-Kandidaten und dem Tuberkulose-Impfstoff BCG.

6.4 Nukleinsäuren-Impfstoffe

Diese Gruppe von Vakzinen stellt einen wirklichen Durchbruch bei der Impfstoffentwicklung dar. Bereits vor mehr als 30 Jahren brachten Experimentalmodelle mit DNA-Impfstoffen vielversprechende Ergebnisse. In der Veterinärmedizin wurden bald erste solche Vakzinen zugelassen, unter anderem kam ein Impfstoff gegen die potenziell hochgefährliche Geflügelgrippe bei Hühnern zum Einsatz. Allerdings blieb bei dem Impfstoff-Kandidaten für den Menschen der erwünschte Effekt aus. Die Forschungsaktivitäten verlagerten sich auf RNA-Impfstoffe gegen Krebs. Da die Krebszelle bei jedem Menschen etwas anders aussieht, eignen sich Nukleinsäuren-Impfstoffe für dieses Feld besonders, denn sie lassen sich dafür recht leicht und schnell «maßschneidern» (s. Kap. 7).

Nukleinsäuren-Impfstoffe werden nach Art der verwendeten Nukleinsäure unterschieden, es gibt RNA- und DNA-Impfstoffe. In den Zellen aller Lebewesen, also auch des Menschen, kommen beide Nukleinsäuretypen natürlicherweise vor: Das Erbgut im Kern unserer Zellen wird von DNA kodiert. Stellt eine Zelle auf Grundlage dieses Bauplans Proteine her, wird zunächst im Zellkern ein DNA-Abschnitt in sogenannte mRNA umgeschrieben. Diese begibt sich aus dem Zellkern heraus ins

Zytoplasma und dort zu den Ribosomen, die als Proteinfabriken fungieren. Hier werden entsprechend dem mRNA-Code lauter Aminosäuren hintereinandergehängt und zum fertigen Protein zusammengefügt. In anderen Worten: Die Information in der Nukleinsäure wird in das Produkt Eiweißstoff übersetzt.

Nukleinsäuren-Impfstoffe beinhalten nicht das Antigen eines Erregers, sondern sie bringen dessen genetische Information – in Form von RNA oder DNA – in den Körper. Diese wird von den Körperzellen des Geimpften in das gewünschte Erreger-Protein übersetzt und anschließend auf der Zelloberfläche als Antigen präsentiert. Damit das Umschreiben funktioniert, müssen RNA-Impfstoffe das Zytoplasma erreichen, während DNA-Impfstoffe weiter bis in den Kern gelangen müssen.

Für DNA-Impfstoffe werden meist Plasmide genutzt. Dabei handelt es sich um ringförmige DNA-Moleküle, wie sie manche Bakterien außerhalb des Bakterien-Zellkerns, in dem sich die bakterielle DNA befindet, tragen. In der Natur kodieren Plasmide zusätzliche Eigenschaften von Bakterien, etwa Antibiotikaresistenzen. Für DNA-Impfstoffe werden die genetischen Informationen für das gewünschte Antigen in solche Plasmide integriert. Um sie in menschliche Zellen zu bringen, müssen deren Membranen zum Beispiel mit bestimmten Elektropulsen durchgängig gemacht werden. Das ist eine recht aufwendige Angelegenheit, die eine breite Anwendung von DNA-Impfstoffen erschwert. Zudem muss ausgeschlossen sein, dass die Impf-DNA ins menschliche Erbgut eingebaut wird.

Bei der RNA ist dies von vornherein ausgeschlossen, da menschliche Zellen RNA nicht in DNA umschreiben können. RNA-Impfstoffe erlebten ihren Durchbruch, als man lernte, sie zu stabilisieren und vor ihrem Abbau zu schützen. Dies gelingt einmal durch die Integration von Bausteinen, die den herkömmlichen Nukleinsäure-Basen ähneln, aber stabiler sind. Zum Zweiten können wir die RNA mit winzigen, fettstoffhaltigen Partikeln, sogenannten Nanopartikeln, umhüllen. Dies schlägt zwei Fliegen mit einer Klappe: Die Partikel schützen die RNA vor ihrem Abbau und sie ermöglichen den Eintritt der RNA in die Zelle. Zwar kann man die RNA so konstruieren, dass sie sich in der Zelle noch einige Male vermehrt. In erster Linie wird aber nicht vermehrungsfähige RNA eingesetzt, die ebenfalls ausreicht, damit genug Antigen produziert wird. Überdies ist es möglich, in die RNA eine Sequenz einzubauen, die von den mustererkennenden Rezeptoren innerhalb der Zelle erkannt werden, um so die Immunogenität des Impfstoffs zu verstärken.

Die Verbindung von Nanopartikeln und RNA ist meist nur in bestimmten Temperaturbereichen stabil, was technische Hürden für die Impfstoffe schafft: Manche müssen bei sehr niedriger Temperatur von −70 °C aufbewahrt werden. Abgesehen davon überwiegen die Vorteile – zumindest, wenn in erster Linie neutralisierende Antikörper gebildet werden sollen. Beim Auftreten von Virusmutanten ist es schließlich leicht möglich, den Impfstoff für die Mutanten anzupassen.

All das Wissen war da, als kurz nach dem Ausbruch der COVID-19-Pandemie das Erbgut des Erregers SARS-CoV-2 veröffentlicht wurde. Drei Firmen machten sich sofort an die Arbeit, BioNTech und CureVac in Deutschland sowie Moderna in den USA. Deren Impfstoffe waren zum Teil nach weniger als einem Jahr in den USA, Europa und anderen Ländern zugelassen. Auch DNA-basierte Impfstoffe wurden gegen COVID-19 entwickelt.

6.5 Peptid-Impfstoffe

Vom Prinzip her stellen Peptid-Impfstoffe die reinsten Impfstoffe dar. Sie enthalten genau den Antigenbereich, den Immunzellen erkennen. Es handelt sich um kleine Abschnitte eines Proteins, die wir Peptide und im Fall von Antigenen auch Epitope nennen. Allerdings sind Peptide allein nicht in der Lage, eine Immunantwort hervorzurufen. Damit sie die Abwehr stimulieren können, muss man sie beispielsweise an größere Eiweißstoffe koppeln. Das klingt leicht, aber Epitope bergen einige Schwierigkeiten. Zum Beispiel reagieren die T-Zellen unterschiedlicher Individuen auf unterschiedliche Epitope. Daher wird angestrebt, eine Kette aus mehreren Peptiden – sogenannte Polypeptide – herzustellen, die die wichtigsten Epitope vereinen.

Wie lassen sich die richtigen Epitope finden? Für Antikörper ist das relativ einfach zu bewerkstelligen. Zum Beispiel lässt sich experimentell testen, welche Peptide die Reaktion zwischen Antigen und Antikörper blockieren können. Mitunter ist die Spezifität von Antikörpern aber komplex: Manche erkennen eine Struktur, die sich aus weit voneinander entfernten Protein-Abschnitten zusammensetzt. Und es kommt vor, dass ein Antikörper ein verdeckt liegendes Peptid erst erkennen kann, wenn das Antigen entsprechend «aufgebogen» wurde. Gerade in solchen Fällen können Peptide hilfreich sein. Sind die Eigenschaften des gewünschten Epitops erst einmal bekannt, kann man es synthetisch nachbilden. Schwieriger wird es im Fall der T-Zell-Epitope. Wie in Kapitel 4 beschrieben, präsentieren Körperzellen die Epitope des Antigens mit Hilfe einer Referenzstruktur, die vom MHC kodiert wird. Die Eignung des jeweiligen Peptids hängt daher davon ab, an welcher Stelle das Antigen in der Zelle geschnitten wird. Und zweitens kommt es darauf an, welche Bindungsstellen in der Referenzstruktur für die Peptide zur Verfügung stehen. Seit einiger Zeit kann man von T-Zellen erkannte Epitope von den Referenzstrukturen ablösen und dann identifizieren. Auch können bioinformatische Programme voraussagen, welche Epitope für Antikörper bzw. T-Zellen am besten geeignet sind.

Zur Impfung gegen Infektionskrankheiten haben sich Peptid-Impfstoffe bislang nicht durchgesetzt. Letztlich ist das Risiko zu hoch, dass der Erreger durch einzelne Punktmutationen der Immunantwort entweichen kann. Jedoch basieren einige Impfstrategien gegen Krebs auf diesem Prinzip. Denn Krebszellen tragen Epitope, die in gesunden Zellen nicht vorkommen. Meist sind es Peptide, die durch Mutation leicht verändert wurden, sogenannte Neoantigene (genauer: Neoepitope). Während das Immunsystem natürliche Epitope in gesunden Zellen toleriert, erkennt es die veränderten Epitope als fremd. Kennt man die Neoantigene, lässt sich mit einem Impfstoff dagegen therapeutisch gegen den Krebs eingreifen. Darauf werden wir in Kapitel 7 zurückkommen.

6.6 Neue Adjuvanzien

Die Entwicklung neuer Adjuvanzien zeigt eindrücklich, wie immunologische Grundlagenforschung die Impfstoffentwicklung der Zukunft stimulieren kann. Moderne Adjuvanzien enthalten meist oberflächenaktive Substanzen – Saponine – sowie ölige Materialien, die mit den antigenhaltenden wässrigen Lösungen eine Emulsion eingehen. Hinzu kommen Moleküle, die gezielt über die mustererkennenden Rezeptoren die Antigenpräsentation steuern. Indem diese Zusätze die Infektion imitieren, gegen die geimpft werden soll, lenken sie die Immunantwort in die richtige Bahn. Während klassische Adjuvanzien lediglich eine unspezifische Entzündungsreaktion hervorrufen, gelingt so der Schritt zur gezielten Aktivierung der spezifischen Immunantwort.

Saponine wirken, vereinfacht ausgedrückt, wie Spülmittel und Seifen: Sie «entspannen» die Zellmembran, so dass Antigene leichter in das Zellinnere gelangen können. Dies ist besonders wichtig für Proteinimpfstoffe, die gegen virale Infektionen gerichtet sind und für deren Bekämpfung Killer-T-Zellen benötigt werden. Ein häufig genutztes Saponin ist QS21. Es wird von einem Seifenrindenbaum gewonnen, der in erster Linie in den Tropenwäldern Südamerikas wächst. QS21 ist in dem wirksamen Impfstoff gegen Gürtelrose enthalten und ebenso in dem zugelassenen, aber verbesserungswürdigen Impfstoff gegen Malaria. Auch ein Untereinheiten-Impfstoff-Kandidat gegen Tuberkulose verwendet dieses Saponin.

Genutzt wird QS21 überdies für das Adjuvans ISCOM, was für *Immune stimulating complexes* steht. Bei der ISCOM-Technologie verbindet man das Saponin mit fettähnlichen Substanzen. Dabei entstehen winzige, käfigähnliche Strukturen, in die das Antigen eingebettet wird. ISCOM-basierte Adjuvanzien werden in der Veterinärmedizin bereits erfolgreich angewandt. Ihr Einsatz am Menschen wird derzeit zum Beispiel in einem Impfstoff gegen COVID-19 überprüft.

6.7 Nanopartikel

Nanopartikel sind schon häufiger als Zusätze genannt worden. Sie dienen in erster Linie der «Verpackung» empfindlicher Impfantigene, insbesondere für Nukleinsäuren-Impfstoffe.

Eingesetzt werden zum Beispiel Lipid-Nanopartikel und andere Partikel, die aus leicht abbaubaren Polymeren oder aus anorganischen Bestandteilen wie Kieselsäuregel bestehen. Einen Durchbruch erlebte die Nanopartikel-Technologie mit dem Erfolg der RNA-Impfstoffe gegen COVID-19, und ich halte es für sicher, dass sie in naher Zukunft häufiger genutzt werden, etwa auch in der Krebstherapie.

Nanopartikel umhüllen das Impfantigen bzw. die Nukleinsäure und schützen diese. Heute ist es auch möglich, Nanopartikel herzustellen, die den Impfstoff oder das Medikament leichter durch die Schleimhäute schleusen und damit die Wirkung des Mittels verbessern. Solche Medikamente oder Impfstoffe eignen sich besonders gut für eine orale Verabreichung, etwa über Mundspülungen, Kaugummis oder Sprays (s. Kap. 6.10). Überdies lassen sich Nanopartikel so gestalten, dass sie bevorzugt bestimmte Zellen ansteuern. Ein Impfstoff könnte über diesen Weg bevorzugt in die antigenpräsentierenden dendritischen Zellen gelangen – und damit an den besten Ausgangspunkt für die Aktivierung einer wirkungsvollen Immunantwort. Schließlich können Nanopartikel RNA in T-Zellen einführen, was in der Krebstherapie sinnvoll sein kann, wie detaillierter in Kapitel 7 ausgeführt wird.

6.8 Heterologe Impfung

Seit längerem ist bekannt, dass der Tuberkulose-Impfstoff BCG Kleinkindern in den ärmsten Regionen der Welt eine Art generellen Schutz verleiht: BCG-geimpfte Kinder erkranken und sterben seltener an einer ganzen Auswahl von Infektionskrankheiten (s. Kap. 9). Ähnliches wurde für die Lebendimpfstoffe gegen Kinderlähmung und Masern beobachtet. Während der Corona-Pandemie kam eine Menge vergleichender epidemiologischer Daten auf. Darin fanden sich Hinweise dafür, dass es in Ländern, in denen die BCG-Impfung weit verbreitet ist, verhältnismäßig weniger COVID-19-Fälle gab. Dies war zunächst nur eine Beobachtung zweier gleichzeitig auftretender Phänomene (Korrelation). Ob diese auch kausal zusammenhängen, lässt sich nur aus kontrollierten klinischen Studien ableiten. Eine wichtige Studie in diesem Zusammenhang war die BCG-Impfung von Älteren in Europa. Sie zeigte, dass mit BCG geimpfte Menschen seltener an einer Grippe erkrankten als Menschen, die kein BCG erhalten hatten. In einer anderen Studie in Südafrika wurde untersucht, ob eine Auffrischungsimpfung mit BCG Erwachsene gegen eine Infektion mit dem Tuberkulose-Erreger schützt. Ein derartiger Effekt wurde bei etwa der Hälfte der BCG-geimpften Studienteilnehmer festgestellt. Zusätzlich traten Atemwegsinfektionen in der Gruppe der BCG-Geimpften deutlich seltener auf als in der Kontrollgruppe. Es wurden mehrere klinische Studien gestartet, um zu untersuchen, ob die Impfungen mit BCG oder anderen Lebendimpfstoffen einen solchen heterologen Schutz auch gegen COVID-19 bewirken können.

Wie könnte dies auf zellulärer Ebene funktionieren? Wir wissen, dass die BCG-Impfung die Makrophagen aktiviert und darüber zur Ausschüttung zahlreicher, entzündungsfördernder Botenstoffe und Effektor-Moleküle führt. Dieser Effekt klingt einige Zeit nach der BCG-Gabe ab. Gleichzeitig aber finden Veränderungen in den Makrophagen statt, die als «Training» bezeichnet werden. Trainierte Makrophagen reagieren rascher und lassen sich schneller mobilisieren. Das Training beruht auf sogenannten epigenetischen Effekten. Dabei werden bestimmte Gene im Erbgut dieser Zellen leichter zugänglich und mithin schneller und häufiger abgelesen. In der eigentlichen Makrophagen-DNA selbst werden die Gene jedoch nicht verändert. Die heterologe Impfung zum Training der angeborenen Immunität könnte sich bei neu aufkommenden und sich rasch ausbreitenden Atemwegsinfektionen als erste Intervention anbieten, bevor ausreichend spezifische Impfstoffe zur Verfügung stehen. In Frage kämen hier nicht nur die saisonale Grippe, sondern auch die pandemische Grippe sowie MERS, SARS-CoV-1 und SARS-CoV-2.

6.9 Nanobodies

Die passive Immunisierung mit monoklonalen Antikörpern wurde bereits in Kapitel 5 vorgestellt. Dabei liefern beispielsweise gentechnisch veränderte Hefezellen Unmengen von ein und demselben Antikörper, der dann therapeutisch eingesetzt werden kann. Ein anderer interessanter Ansatz, der in die gleiche Richtung weist, sind Nanobodies (auf Deutsch Nanokörper). Ihre Entwicklung geht auf besondere Antikörper zurück, die von Kameltieren, also etwa Lamas, Alpakas oder Kamelen, und einigen Knorpelfischen, etwa Haien, gebildet werden. Fragmente dieser Antikörper, die mehr oder weniger nur aus der Bindungsstelle für das Antigen bestehen, werden Nanokörper genannt. Sie sind nur 1/10 so groß wie herkömmliche Antikörper, binden ebenfalls spezifisch an Antigene – bringen aber viele Vorteile mit sich. Unter anderem sind sie stabiler und besser löslich als große Antikörper. Und sie lassen sich aufgrund ihrer einfachen Struktur viel schneller und kostengünstiger produzieren. Dazu werden, kurz gesagt, die verantwortlichen B-Zellen aus immunisierten Tieren (etwa Lamas) gewonnen und Fragmente der gebildeten Antikörper – die Nanokörper – anschließend in gentechnisch veränderten Hefezellen hergestellt. Im Gegensatz zu Antikörpern können Nanokörper leicht in das Innere der Körperzellen gelangen – weshalb sie für antivirale Impfstoffe und auch für Krebstherapien erforscht werden.

6.10 Essbare Impfstoffe

Wie wäre es, wenn man, anstatt eine Spritze zu bekommen, eine Impfung einfach mit einer Scheibe Banane oder Papaya essen könnte? Der Wunsch, die Applikation von Impfstoffen zu vereinfachen, ist alt, und in der Tat wirken Impfstoffe gegen Durchfall-Erreger meist am besten nach oraler Gabe. Dies trifft beispielsweise auf die Impfstoffe gegen Cholera und Rotaviren zu, aber auch der Lebendimpfstoff gegen Kinderlähmung wirkt nach oraler Gabe am besten, denn das Poliovirus entert den Körper über die Darmschleimhaut.

Auf den ersten Blick wirkt dieser Weg attraktiv, allerdings bringt er viele Probleme mit sich: Erstens steht unser Immunsystem im Darm laufend mit allen möglichen Nahrungsbestandteilen (und natürlich dem Mikrobiom) in Kontakt. Daher muss sich das Impfantigen gegen unzählige andere Antigene durchsetzen. Damit es möglichst nicht zu einer Immunisierung gegen Nahrungsbestandteile kommt, bildet das Immunsystem gegen solche Bestandteile zum eigenen Schutz häufig eine Toleranz aus. Im Darm werden viele Antigene also akzeptiert, als wären sie körpereigene Bausteine. Ein weiteres Problem ist der rasche Abbau des Impfantigens in Magen und Darm, sei es durch unsere eigenen Enzyme oder durch die des Darm-Mikrobioms.

Bislang haben sich essbare Impfstoffe daher nicht weiter durchsetzen können. Die Zukunft wird zeigen, ob sie, etwa mit geeigneter Verpackung beispielsweise durch Nanopartikel und Verstärkung durch geeignete Adjuvanzien, verbessert werden können. Getestet werden derzeit auch orale Impfstoffe auf Grundlage der Keime unseres natürlichen Mikrobioms. Die Idee: Probiotische Mikroben könnten so verändert werden, dass sie das gewünschte Antigen produzieren. Dieses würden sie für eine Zeit lang direkt im Darm erzeugen und ausschütten, wo sich langsam, aber sicher eine Immunität dagegen aufbauen könnte. Anschließend allerdings müssen diese probiotischen Mikroorganismen wieder verschwinden, um eine lang anhaltende Immunisierung mit möglichen Kollateralschäden zu verhindern. Dafür gibt es Möglichkeiten, aber bislang wurden keine Durchbrüche erzielt.

6.11 Weitere Applikationswege

Lassen sich Impfstoffe effektiver machen, indem man sie auf andere Art und Weise verabreicht? Darüber wird viel diskutiert. Gerade für lokale Infektionen könnte das eine große Rolle spielen. Nachgedacht wird etwa über Mundspülungen, Kaugummis und Nasensprays. Letzterer Weg ist am weitesten gediehen. Für die saisonale Grippe ist bereits eine Nasenspray-Impfung für Kinder und Jugendliche in Anwendung. Er enthält attenuierte

Erreger der saisonalen Grippe; genauer gesagt: an Kälte ange-
passte, thermosensitive Influenzaviren, die sich bei menschli-
cher Körpertemperatur nicht mehr vermehren können. Nach
intranasaler Anwendung vermehren sich die Impfviren im eher
kühlen Nasenraum noch einige Zeit. Sobald sie die tieferen
Atemwege erreichen, sterben sie. Sprays werden auch für die
Verabreichung monoklonaler Antikörper und Nanokörper getestet, unter anderem für die passive Impfung gegen Erreger von
Atemwegsinfektionen. Ideales Ziel solcher Vakzinen wäre es,
dass die Abwehr neu ankommende Viren direkt in der Nasen-
schleimhaut blockieren könnte.

Als Alternative zur intramuskulären Spritze (s. Abb. 4.4) werden auch Verabreichungen durch die Haut entwickelt (sogenannte transdermale Applikation). Der Schwerpunkt liegt hierbei auf Verfahren, bei denen Hunderte von Mikronadeln je eine
kleine Menge des Impfstoffs tragen und diese in die tieferen
Hautschichten, in denen besonders viele Zellen des Immunsystems vorkommen, impfen. Hier finden sich unter anderem
Langerhans-Zellen, die als nahe Verwandte der dendritischen
Zellen auf Antigen-Präsentation spezialisiert sind. Bei einer großen Anzahl von Mikronadeln ist die Wahrscheinlichkeit groß,
dass zahlreiche Langerhans-Zellen Antigen erhalten und in der
Folge Lymphozyten anlocken und darüber eine starke Immunantwort stimulieren. Die Mikronadeln bestehen entweder aus
stabilem Material wie Titan, Palladium oder Silikon. Es wird
überdies mit Mikronadeln aus bio-kompatiblem Material expe-
rimentiert, das im Körper rasch abgebaut wird. Solche Mikro-
nadel-Arrays sind nicht nur für die Verabreichung von Impfstoffen, sondern potenziell auch für die Gabe von Medikamenten
geeignet. In präklinischen Studien wurden erste Erfolge erzielt.
Dennoch sind dabei noch zahlreiche Detailfragen zu klären.

7. Neue Aufgaben für Impfstoffe

Schutz vor Infektionskrankheiten zu liefern – darin bestand ganz ursprünglich die Aufgabe für Impfstoffe. Heute werden Vakzinen darüber hinaus für neue Anwendungsbereiche entwickelt. Dazu gehören Impfstoffe gegen Krebs, Autoimmunerkrankungen und Allergien. Häufig zielen sie auf eine Immunmodulation ab: Vakzinen gegen Krebs sollen die Immunantwort stärken. Impfungen gegen Autoimmunerkrankungen und Allergien sollen dagegen die überreagierende Abwehr herunterregeln. Neben der Prävention rückt vermehrt die Therapie mittels Vakzinen in den Vordergrund. So wird beispielsweise versucht, Nikotin- und Drogensucht mit einer aktiven Impfung zu behandeln.

7.1 Generelle Prinzipien

Tiefere Einblicke in die Art und Weise, wie Impfungen die Immunantwort wirkungsvoll lenken können, gaben Anstoß zur Entwicklung aktiver Impfungen gegen jene Erkrankungen, an denen eine fehlgeleitete Immunantwort wesentlich beteiligt ist (Abb. 7.1). Darunter vor allem:

- Allergien, die von einer unangemessenen Immunantwort geprägt sind;
- Autoimmunerkrankungen, die in erster Linie auf eine überschießende Immunreaktion gegen körpereigene Strukturen zurückzuführen sind;
- Krebs, gegen dessen entartete Körperzellen die Abwehr ungenügend einschreitet.

Trotz aller Unterschiede gibt es bei allen drei Erkrankungsbildern aus immunologischer Sicht Ähnlichkeiten. Bei Autoimmunerkrankungen reagiert die Abwehr auf körpereigene Antigene, die eigentlich toleriert werden sollten. Hier muss die Immuntoleranz therapeutisch aktiviert werden. Bei Krebs ist es andersherum: Krebszellen entwickeln leicht abgewandelte Eiweißstoffe, sogenannte Neoantigene, die von der Abwehr nicht erkannt werden. Um sie gegen Krebszellen zu aktivieren, können Neoantigene sichtbar gemacht werden. Bei Allergien reagiert die Abwehr auf Fremdkörper aus der Umgebung. Hier muss die zu starke Bildung von IgE-Antikörpern durch Ablenkung auf andere Antikörperklassen ausgebremst werden.

Schließlich bietet sich bei den neuen Therapien gegen Krebs und zum Teil auch gegen Autoimmunerkrankungen die Möglichkeit personalisierter Impfungen. Dabei wird der Impfstoff für den Patienten maßgeschneidert. Möglich ist dies unter anderem, weil T-Lymphozyten, die bei beiden Krankheiten die zentrale Rolle einnehmen, anders als Antikörper individualspezifisch sind. Sie erkennen ihre Antigene nur im Kontext ihrer eigenen Referenzstrukturen. Diese beeinflussen zudem auch die Art der Antigenbruchstücke, also der Epitope, die die T-Zelle erkennt. Für die Bereitstellung personalisierter Impfungen liegen die Aufwände natürlich viel höher als für die Entwicklung einer Vakzine, die für alle Menschen passt.

7.2 Krebs

Weltweit erkrankten 2018 knapp 20 Millionen Menschen an Krebs, fast eine Million Betroffene starben. Bösartige Neubildungen können grundsätzlich in allen Organen entstehen, jedoch gibt es Häufungen: Bei Frauen führt Krebs der Brustdrüse die Liste an, gefolgt von Darm, Lunge, Haut und Gebärmutter. Bei Männern sind am häufigsten die Prostata, Lunge, Darm, Harnblase und Haut betroffen.

Die Zukunft der Impfung gegen Krebs fußt auf zwei Prinzipien (Abb. 7.1):
– Aktivierung der erworbenen Immunität
    – über eine aktive Impfung mit Neoantigenen;
    – über die passive Impfung mit monoklonalen Antikörpern, die gegen Oberflächen-Antigene auf Tumorzellen gerichtet sind;

Bereich	Mechanismus	Impfstoff	Status
Krebs	«Checkpoint Control»	Monoklonaler Antikörper (passive Impfung)	Klinische Anwendung
	Neoantigen auf Tumorzelle	Peptid-Impfstoff RNA-Impfstoff (aktive Impfung) Peptidbeladene DZ RNA-transfizierte DZ (aktive Impfung)	Klinische Studien
	Umfunktionierte Killerzellen gegen Tumoren	CAR-T (adaptive Impfung)	Klinische Anwendung
Sucht (Nikotin, Opiate etc.)	Neutralisierende Antikörper	Proteinträger + Droge als Epitop (aktive Impfung)	Klinische Studien
Allergie	Blockierende IgG	TH1-Stimulation (aktive Impfung)	Klinische Studien
Auto-immunität	Blockierung pro-inflammatorischer Zytokine	Monoklonale Antikörper (passive Impfung)	Klinische Anwendung
	Treg-Zellen	Treg-Zellen (adaptiver Transfer) oder Treg-Zellstimulation (aktive Impfung)	Experimentell

Abbildung 7.1: Neue Anwendungsbereiche für Impfstoffe.
DZ = dendritische Zelle

- über die adaptive Impfung mit CAR-T-Zellen oder peptid-
beladenen dendritischen Zellen;
- Stärkung der Immunabwehr über eine Veränderung immun-
inhibitorischer Mechanismen
  - mit monoklonalen Antikörpern, die die «Checkpoint Control» modulieren;
  - über die Inaktivierung regulatorischer T-Zellen (Treg).

Aktive Impfung gegen Krebs

Bei einer Krebserkrankung weisen die entarteten Zellen neue
Antigene auf. Diese Neoantigene sind durch Mutationen in der
entarteten Zelle entstanden und meist für den entsprechenden
Krebs und das Individuum charakteristisch. Da die Veränderungen gering sind, übersieht das Immunsystem sie.

Allerdings gibt es Möglichkeiten, die Abwehr auf die Neoantigene hinzuweisen und sie gegen sie in Stellung zu bringen –
indem der Patient Neoantigene seines spezifischen Krebses
versetzt mit einem immunstimulierenden Hilfsstoff geimpft bekommt. Zwei Arten solcher Impfungen gibt es: Peptid-Impfstoffe und RNA-Impfstoffe. Für beide ist es zunächst nötig, die
Neoepitope zu isolieren, die sich im Krebspatienten individuell
entwickelt haben. Um im nächsten Schritt einen Peptid-Impf-
stoff herzustellen, werden diese «Krebseiweiße» in vitro synthe-
tisiert und ggf. zu längeren Peptidketten verbunden. Für die
neueren RNA-Impfstoffe wird die Peptidsequenz in die kodie-
rende mRNA-Sequenz umformuliert und diese dann gezielt syn-
thetisiert. Nach Verpackung in Adjuvanzien oder Nanopartikel
ist der Impfstoff einsatzbereit. Er stimuliert Antikörper und
T-Zellen, die die Tumorzellen spezifisch angreifen. Die breiten
Erfahrungen in der Entwicklung von RNA-Impfstoffen gegen
Neoantigene haben die schnelle Bereitstellung von RNA-Vakzi-
nen gegen COVID-19 erst möglich gemacht. Andersherum wird
deren breite Nutzung in der Pandemie sicher auch beschleuni-
gend für das Verfahren insgesamt wirken und der Tumortherapie
mit individualisierten RNA-Impfstoffen einen Schub verleihen.

Immunmodulation durch monoklonale Antikörper

Ein anderer Weg ist es, die T-Zell-Antwort zu verstärken, indem man Blockaden im natürlichen Regulationsgefüge aufhebt, der T-Zell-Antwort sozusagen den Hemmschuh wegzieht (Abb. 7.2). Zur Erinnerung an Kapitel 5 sei hier noch einmal gesagt, dass die Abwehr nicht nur durch Zytokine stimuliert wird. Vielmehr wird die Qualität und Quantität der T-Zell-Antwort von einer ganzen Reihe Oberflächenrezeptoren mitgesteuert. In einem komplexen Wechselspiel tarieren fördernde und hemmende Rezeptorpaare die Immunantwort aus. Hierzu gehören auf T-Zellen insbesondere das PD-1-Molekül (Programmed Cell Death, PD) und das CTLA-4-Molekül (cytotoxic T-lymphocyte-assosciated protein 4, CTLA-4). Sie interagieren mit ihren jeweiligen Partnermolekülen PDL-1 und B7 auf antigenpräsentierenden Zellen. Beide Paare hemmen die T-Zell-Stimulation, was dazu dient, eine überschießende Immunreaktion zu verhindern. Der Mechanismus wird häufig als «Checkpoint Control» bezeichnet, da es sich um den Punkt handelt, an dem die T-Zell-Aktivierung noch einmal final justiert wird.

Verschiedene Tumorzellen greifen ihrerseits in dieses Gefüge ein. Indem sie auf ihrer Oberfläche ebenfalls die Rezeptoren PDL-1 und B7 bilden, blockieren sie den Angriff durch Killer-T-Zellen wirkungsvoll. Zugleich bietet die «Checkpoint Control» Angriffspunkte für den Einsatz von Antikörpern: Entwickelt wurden monoklonale Antikörper für die regulatorischen Oberflächenrezeptoren auf der T-Zelle und ihre Korezeptoren auf der Zielzelle (Abb. 7.2). Binden solche Antikörper an die Rezeptoren, unterbleibt deren eigentliche Interaktion – die «Checkpoint Control» wird lahmgelegt. Dann können T-Zellen Tumorzellen ungebremst angreifen und abtöten. Dieses Prinzip wird bereits erfolgreich für die Behandlung metastatischer Melanome und einer bestimmten Art von Lungenkrebs genutzt. 2018 erhielten James Allison und Tasuku Honjo den Medizin-Nobelpreis für die Erstbeschreibung der «Checkpoint Control» und die Weiterentwicklung dieses Prinzips zur Behandlung von Krebs.

Prinzip: Aktivierung von NK-Zellen durch spezifische monoklonale Antikörper gegen Oberflächenmoleküle von Krebszellen			
Generischer Name	**Spezifität**	**Wichtiger Mechanimus**	**Wichtige Indikation**
Rituximab	Anti-CD20 (Molekül auf B-Zellen, das in hoher Dichte vorhanden ist)	Aktiviert NK-Zellen	B-Zell-Lymphome
Prinzip: Neutralisierung von Zytokinen/Zytokin-Rezeptoren zur Verhinderung von Entzündungen			
Infliximab	Anti-TNF-α	Blockiert TNF-α-induzierte Entzündung	Morbus Crohn
Adalimumab	Anti-TNF-α	Blockiert TNF-α-induzierte Entzündung	Rheumatoide Arthritis
Tocilizumab	Anti-IL-6R	Blockiert IL-6-induzierte Entzündung	Rheumatoide Arthritis
Ustekinumab	Anti-IL-12, -IL-23	Blockiert IL-12- und IL-23-induzierte Entzündung	Psoriasis
Daclizumab	Anti-IL-2R	Reduziert IL-2-induzierte T-Zellaktivierung	Nierentransplantation
Prinzip: Checkpoint-Blockade			
Ipilimumab	Anti-CTLA-4	Verstärkt die T-Zell-Antwort	Metastasiertes nicht-kleinzelliges Lungenkarzinom
Nivolumab	Anti-PD-1	Verstärkt die T-Zell-Antwort	Metastasiertes nicht-kleinzelliges Lungenkarzinom
Prinzip: Blockierung von IgE zur Milderung schwerer Allergieformen			
Omalizumab	Anti-IgE	Bildet Komplexe mit IgE und hemmt so die Aktivierung von Mastzellen	Asthma bronchiale

Abbildung 7.2: Monoklonale Antikörper für die Immuntherapie.
R = Rezeptor

Krebstherapie mit Antikörpern

1997 wurde zum ersten Mal ein monoklonaler Antikörper zur Behandlung gegen Krebs eingesetzt: Rituximab richtet sich gegen ein Oberflächenmolekül von B-Zellen und wird zur Behandlung von Lymphdrüsenkrebs genutzt. Inzwischen gibt es eine ganze Reihe Mittel, die mit monoklonalen Antikörpern arbeiten (Abb. 7.2). Man erkennt sie daran, dass ihre Namen das Suffix -mab tragen für *monoclonal antibody*.

Vom Grundsatz her sind diese Antikörper gegen Oberflächenstrukturen gerichtet, die auf Krebszellen besonders häufig vorkommen. Antikörper schaden Krebszellen indirekt. Sie wirken auf Zellen und Effektormoleküle der angeborenen Immunität und bringen diese dazu, die Tumorzelle abzutöten. Zum Beispiel markieren sie Krebszellen, so dass NK-Zellen über den unspezifischen Teil des Antikörpers an die Krebszelle binden können und diese dann auch erkennen. Da sich die meisten Moleküle, gegen die monoklonale Antikörper entwickelt werden, auch auf gesunden Zellen befinden, ist eine sorgfältige Einstellung der Medikamente nötig.

Krebstherapie mit Immunzellen

Antiseren, monoklonale Antikörper und Nanokörper werden zur passiven Immunisierung verwendet. Ähnlich lassen sich auch lebende Immunzellen einsetzen. Weil Immunzellen fremder Personen wie ein Transplantat abgestoßen würden, kommen in der Regel körpereigene Zellen des Krebspatienten zum Einsatz. Diese werden für den Kampf gegen den Krebs medizintechnisch aufgewertet. Bei der Übertragung von Immunzellen sprechen wir von einer adaptiven Immunisierung. Im Folgenden beschreibe ich adaptive Impfstrategien, die derzeit zur Tumortherapie genutzt werden.

CAR-T-Zellen   Schon in den 1980er Jahren wurde versucht, körpereigene T-Lymphozyten für die Tumortherapie einzusetzen. Damals nutzte man Zellen aus der direkten Nachbarschaft des Tumors, in erster Linie waren es Killer-T-Zellen. Die Idee war, dass sich in der Tumorumgebung Zellen anreichern, die über eine besondere Spezifität für den Tumor verfügen. Trotz einiger vielversprechender Zwischenergebnisse blieb dieser Ansatz insgesamt unbefriedigend. Aber aus ihm entwickelte sich die CAR-T-Zelltherapie für solide Tumoren. Dabei steht CAR für Chimärer Antigen-Rezeptor (Abb. 7.1).

In dem Verfahren isoliert man zunächst Killer-T-Zellen des Krebspatienten. Anschließend bestückt man diese mit einem sogenannten chimären Rezeptor, also einem Rezeptor aus zwei Teilen. Teil eins besteht aus einer modifizierten Antikörperkette, die spezifisch für ein charakteristisches Tumorantigen auf der Oberfläche der entarteten Zelle ist. Mit ihm kann die CAR-T-Zelle den Tumor direkt erkennen. Teil zwei des Rezeptors leitet Signale weiter. Sie machen die CAR-T-Zelle nach der Tumorerkennung aggressiv, so dass sie Killermoleküle ausschüttet, die die Tumorzelle abtöten. Die CAR-T-Zelltherapie liefert dem Krebspatienten – pointiert gesagt – passgenaue, biotechnologisch hochgezüchtete Killer-T-Zellen. Seit 2018 sind Therapien mit CAR-T-Zellen in Deutschland zur Behandlung einer akuten B-Zell-Leukämie zugelassen.

Antigenbeladene dendritische Zellen Auch bei diesem Verfahren werden Abwehrzellen des Krebspatienten technologisch aufgerüstet – in dem Fall sind es dendritische Zellen (Abb. 7.1). Diese werden außerhalb des Körpers mit einem Neoepitop des Tumorantigens beladen und dann wieder auf den Patienten übertragen. Alternativ können die dendritischen Zellen auch mit RNA für das Neoepitop transfiziert werden. In dessen Körper übernehmen die «verbesserten» dendritischen Zellen ihre Funktion bei der Antigenpräsentation: Sie stimulieren T-Zellen mit Spezifität für den Tumor. Auch hier werden zahlreiche biotechnologische Tricks angewandt, um eine möglichst starke Immunantwort zu erzielen. In den USA ist eine therapeutische Vakzine dieser Art für die Behandlung von Prostatakrebs zugelassen. In Deutschland kommt sie als individueller Heilversuch in Einzelfällen zum Einsatz. Im Augenblick ist schwer abzusehen, wie erfolgreich diese Strategie sein wird und ob sie allein oder in Kombination mit anderen Ansätzen bessere Wirkung entfaltet.

Antikörper gegen Treg-Zellen   Treg-Zellen sind in erster Linie für die Hemmung der Immunantwort zuständig. Dies bewirken sie über mehrere, zum Teil nicht vollständig verstandene Wege. Bekannt ist, dass Treg-Zellen auf ihrer Oberfläche den Hemmrezeptor CTLA-4 tragen und in die «Checkpoint Control» eingreifen. Treg-Zellen mit besonders vielen dieser Rezeptoren finden sich bei Krebspatienten häufig in direkter Nähe der Tumoren – wo sie Killer-T-Zellen abbremsen. Ähnlich wie für andere Rezeptoren beschrieben, lassen sich auch gegen CTLA-4 monoklonale Antikörper einsetzen. Einige dieser Antikörper können Treg-Zellen nicht nur blockieren, indem sie an deren Rezeptoren binden. Sondern sie veranlassen die Tötung der rezeptortragenden Zellen, indem sie an NK-Zellen binden. In Experimentalmodellen führt dies dazu, dass Killer-T-Zellen von zwei Fesseln befreit sind: Erstens ist die Blockierung über die «Checkpoint Control» aufgehoben, und zweitens entfällt die Hemmung durch die Treg-Zellen. Um zu verhindern, dass bei diesem Verfahren auch Killer-T-Zellen getötet werden, muss dieses System sehr präzise eingestellt werden. Elegant wäre die selektive Ausschaltung der Treg-Zellen mit Hilfe kleiner Moleküle. Hier besteht noch viel Forschungsbedarf, schließlich könnte die Entfernung von Treg-Zellen auch das Risiko auf Autoimmunerkrankungen erhöhen. Grundsätzlich wird es noch einige Zeit dauern, bis solche Ansätze Eingang in die klinische Krebstherapie finden.

7.3 Autoimmunerkrankungen

Diabetes mellitus ist heute in den westlichen Ländern eine Volkskrankheit. Beim Typ 1, der seltenener vorkommenden Form der Zuckerkrankheit, greift das Immunsystem Zellen der Bauchspeicheldrüse an. Häufig verbreitet sind auch chronisch entzündliche Darmerkrankungen wie Morbus Crohn, rheumatoide Arthritis, bei der die Gelenke aufgrund einer Immunreaktion entzündet sind, sowie die chronische Entzündung des Zentralnervensystems namens Multiple Sklerose. Zur Behandlung von Autoimmunerkrankungen nutzt man derzeit erfolgreich immunthe-

rapeutische Maßnahmen, insbesondere kommen monoklonale Antikörper gegen entzündungsauslösende Botenstoffe zum Einsatz. Als Strategien werden verfolgt (Abb. 7.1):
– Inaktivierung der erworbenen Immunität:
  – passive Immunisierung zur Blockade von Entzündungsmediatoren;
  – aktive Impfung mit Autoantigenen zur Erzeugung einer Toleranz;
– Stärkung hemmender Mechanismen, um die Autoimmunität zu schwächen:
  – Verstärkung der «Checkpoint Control»;
  – Aktivierung regulatorischer T-Zellen (Treg).

Hemmung von Entzündungsmediatoren

Seit einiger Zeit werden in der Therapie Botenstoffe mit Antikörpern blockiert. Im Fokus sind dabei insbesondere jene Botenstoffe, die Entzündungsreaktionen vermitteln. In jüngster Zeit sind Antikörper hinzugekommen, die die direkte Kommunikation zwischen Immunzellen unterbinden, indem sie Rezeptor-Korezeptor-Bindungen besetzen. Zu den Antikörpern gegen Entzündungs-Zytokine gehören unter anderem jene gegen Tumor-Nekrosis-Faktor-α (TNF-α), Interleukin-6 (IL-6), Interleukin-12 (IL-12) und Interleukin-23 (IL-23) (Abb. 7.2). Entweder binden sie an das Zytokin selbst oder an dessen Rezeptor. Dieses Therapieprinzip wird beispielsweise auch genutzt, um eine Abwehrreaktion gegen ein Organtransplantat zu verhindern. Zum Einsatz kommt ein Antikörper gegen den Rezeptor für das Interleukin-2 (IL-2) bei Nierentransplantationen.

Aktive, passive und adaptive Impfung gegen Autoimmunerkrankungen

Die neuen Krebstherapien zielen darauf ab, eine starke Immunantwort gegen körpereigene Strukturen zu stimulieren. Das bereits ist schwer zu erreichen. Noch komplizierter aber wird es, wenn eine *hemmende* Immunantwort erzeugt werden soll (Abb. 7.1). Und genau dies ist für die Behandlung von Autoimmunerkrankungen nötig. Hier sollen zum einen die klassischen

Effektor-T-Zellen, also TH1-Zellen und Killer-T-Zellen, wirkungslos gemacht werden. Zum anderen sollen Treg-Zellen verstärkt werden.

Das Forschungsfeld steckt noch in den Kinderschuhen. Unterschiedliche Impfstrategien werden getestet, einschließlich RNA-Impfungen. Bei aktiven Impfungen wird versucht, Autoantigene auf eine Weise darzubieten, dass sie direkt die Abwehr hemmen. Als Ansatz zur passiven Impfung werden etwa «Checkpoint Control»-Strategien verfolgt, indem man Hemmrezeptoren in löslicher Form verabreicht. Eine Schwächung der Immunantwort kann gelingen, wenn gleichzeitig ko-stimulatorische Faktoren gegeben werden, etwa CTLA-4. Bindet der Rezeptor an ein Partnermolekül auf der Oberfläche dendritischer Zellen, hemmt er die Stimulation von T-Zellen.

Als zweites Ziel der Immuntherapie von Autoimmunerkrankungen bietet sich die Stärkung von Treg-Zellen an. Diese Zellen können aus Patienten isoliert, expandiert und dann in veränderter Form zurückgegeben zu werden. In Analogie zu den CAR-T-Zellen zur Tumorbekämpfung ist es natürlich auch möglich, Treg-Zellen mit einem chimären Antigenrezeptor zu versehen. Dieser vermittelt in diesem Fall die Spezifität für ein Autoantigen. Zum anderen regt er die Treg-Zelle an, ihre Hemmwirkung besonders effektiv auszuüben. Aus dieser kurzen Darstellung wird bereits deutlich, dass es noch lange dauern wird, bis Autoimmunerkrankungen mit spezifischen Impfungen oder spezifischen Therapien verhindert bzw. behandelt werden können.

7.4 Impfung gegen Allergien

Gut jeder fünfte Mensch auf der Welt leidet unter einer Allergie, mehr als 300 Millionen Menschen sind Asthmatiker. Asthma ist eine der häufigsten chronischen Erkrankungen, allein in Deutschland sind zehn Prozent der Kinder und fünf Prozent der Erwachsenen betroffen. Als Allergieauslöser kommen verschiedenste Stoffe in Frage. Viele Allergiker reagieren auf Pollen, Bestandteile von Nahrungsmitteln, etwa von Erdnüssen, sowie Produkte von Hausstaubmilben oder Tierhaaren.

Gegen Allergien gibt es ein etabliertes Immunisierungsverfahren, häufig Desensibilisierung genannt. Besser wäre der Begriff Hyposensibilisierung, denn ganz beseitigt wird die hohe Empfindlichkeit des Immunsystems nicht. Bei dem Impfverfahren werden die spezifischen Allergene entweder unter die Haut gespritzt oder in Form von Tabletten oder Tropfen unter der Zunge platziert. Zentral ist, dass dies mehrfach geschieht. Das Prozedere zielt darauf ab, einen Wechsel von IgE- zu IgG-Antikörpern zu provozieren (Abb. 7.1). IgE-Antikörper werden in erster Linie dann produziert, wenn TH2-Zellen dominieren. Dagegen beruht die Stimulation von IgG-Antikörpern auf einem ausgewogenen Verhältnis von TH2- und TH1-Zellen und ihrer Zytokine. Im Zuge der Hyposensibilisierung werden verstärkt TH1-Zellen und Treg-Zellen stimuliert, die die schädlichen IgE hemmen. Eine entscheidende Rolle kommt dabei den Allergenneutralisierenden IgG-Antikörpern zu. Diese fischen das Allergen weg und verhindern so, dass IgE-Antikörper sogenannte Mastzellen aktivieren, in deren Innerem Granula voller Entzündungsmediatoren auf ihren Einsatz warten. Eigentlich sollen Mastzellen nah unter der Körperoberfläche gegen eindringende Parasiten zuwege schreiten; bei einer Allergie triggern ihre Entzündungsstoffe die unangenehmen und bisweilen gefährlichen allergischen Symptome. Eine klassische Hyposensibilisierung zieht sich meist über Jahre hin, bevor ein Erfolg erzielt wird.

Zur Behandlung schwerer Allergieformen wird auch ein monoklonaler Antikörper gegen IgE eingesetzt (Abb. 7.2). Dieser bildet mit dem Immunglobulin einen Komplex und verhindert so die Bindung von IgE an Mastzellen. Impfungen der nächsten Generation bauen auf unserem Wissen darüber auf, wie Liganden für mustererkennende Rezeptoren die Art der Immunantwort beeinflussen. Ziel ist, ein ausgewogenes Verhältnis von TH2- zu TH1-Zellen zu erreichen, wobei Erstere die B-Zellen generell stimulieren und TH1-Zellen für die bevorzugte Bildung von IgG-Antikörpern verantwortlich sind (Abb. 4.2). Vielversprechend sind einige Adjuvans-Bestandteile sowie Nanopartikel, die Allergene einschließen. Auch virusähnliche Partikel, die Allergene darbieten können, sind in Erforschung. Verstärkt werden kann die Immunisierung, indem zusätzlich monoklonale Antikörper verabreicht werden, die IgE blockieren. Es gibt berechtigte Hoffnung, dass die langwierige Hyposensibilisierung früher oder später durch eine einmalige Impfung ersetzt werden kann.

7.5 Impfung gegen Nikotin, Kokain und Opioide

Bereits in den 1970er Jahren wurden Überlegungen angestellt, wie sich Immuntherapien gegen Nikotinabhängigkeit und Drogensucht einsetzen lassen können. Bei diesen Substanzen handelt es sich um komplexe kleine Moleküle, die sich als Epitope eignen. Nach Kopplung an Eiweißstoffe können sie zur Immunisierung verwendet werden. Neben Nikotin gilt dies auch für Kokain, Methamphetamin, Opioide und sogenannte Designer Drugs. Die Idee lautet: Eine Impfung regt das Immunsystem zur Bildung spezifischer Antikörper gegen die Droge an (Abb. 7.1). Zirkulieren diese Antikörper im Blut, binden sie die Substanz und verhindern deren Übertritt über die Blut-Hirn-Schranke. So könnten die Drogen ihre Wirkung im Gehirn nicht mehr entfalten und verlören an Attraktivität.

Als Impfstoffträger werden bakterielle Toxoide oder virusähnliche Partikel verwendet. Als Impfverstärker kommen in erster Linie Aluminiumsalze zum Einsatz. In jüngster Zeit werden auch neuere Adjuvans-Bestandteile getestet, etwa Liganden für mustererkennende Rezeptoren sowie Saponine. Ziel ist es, über einen längeren Zeitraum hohe Titer von Antikörpern mit hoher Bindungsstärke für die Drogen aufrechtzuerhalten. Solche Impfstoffe wurden und werden in zahlreichen präklinischen und klinischen Studien getestet. Dabei konnten auch blockierende Antikörper bei Geimpften nachgewiesen werden. Jedoch variierten deren Titer deutlich zwischen den Studienteilnehmern. Bei einigen Probanden wurden vielversprechende Ergebnisse erzielt, bei anderen blieb der Erfolg eher aus.

Zu bedenken ist bei derlei Vakzinen, dass der blockierende Effekt der Antikörper sehr rasch erfolgen muss, um vollständig zu verhindern, dass die Substanzen durch die Blut-Hirn-Schranke in das Gehirn gelangen. Außerdem besteht die Gefahr, dass Geimpfte der Therapie ausweichen – etwa, indem sie die Dosis ihrer Droge erhöhen oder auf andere Substanzen umsteigen.

8. Der lange Weg zum Impfstoff: Von der Entwicklung bis zur Zulassung

Impfstoffentwicklung ist Anwendungsforschung. Bevor die Arbeit an einer Vakzine starten kann, muss umfassendes Wissen gesammelt werden – über den Erreger und die Infektion, die er auslöst, sowie zu den Reaktionen des Immunsystems. Auf diesen Grundlagenuntersuchungen baut die präklinische Forschung auf, die versucht, im Labor einen passenden Impfstoff herzustellen. Ist ein erfolgversprechender Kandidat gefunden, folgen klinische Studien am Menschen, die in drei aufeinander aufbauenden Phasen Sicherheit und Wirksamkeit der Vakzine auf die Probe stellen. Hat ein Impfstoff diese erfolgreich abgeschlossen, kann für ihn die Zulassung beantragt werden. In besonderen Situationen können Notfallzulassungen erfolgen, um einen frühzeitigen Einsatz zu ermöglichen. Auch nach der Zulassung werden die Wirkungen eines neuen Impfstoffs weiter genau beobachtet. Zwar treten schwere Impfkomplikationen insgesamt äußerst selten auf. Kommen sie jedoch vor, werden sie spätestens während dieser Phase erkannt. Ungeachtet ihrer Seltenheit bewerten Impfkritiker rare Komplikationen von Vakzinen höher als deren Nutzen.

8.1 Grundlagenforschung und präklinische Studien

Die Erforschung und Entwicklung von Impfstoffen ist ein komplexer und zeitraubender Prozess. In Gang gesetzt wird er meist von Wissenschaftlerinnen und Wissenschaftlern öffentlicher Forschungsinstitute an universitären und außeruniversitären Einrichtungen. Zeigen sich Fortschritte, die Erfolge verspre-

chen, steigen Fachleute aus den Forschungs- und Entwicklungs-
abteilungen der Pharmaindustrie ein. Zunehmend erfolgt die
Arbeit an Impfstoffen in öffentlich-privaten Partnerschaften
(public-private partnerships), was die Abläufe beschleunigt.

Ganz am Anfang stehen die wissenschaftlichen Erkenntnisse
über die Eigenschaften des Erregers, die von ihm ausgelöste Infektion und die körpereigenen Abwehrreaktionen. Anders als
noch vor 100 Jahren verfügt die Wissenschaft in dem Bereich
heute über eine breite Basis an Wissen, so dass die Forschung
selbst bei neu auftretenden Erregern in der Regel nicht bei null
beginnen muss, sondern auf Erfahrungen mit ähnlichen, schon
bekannten Pathogenen aufbauen kann. So war es auch bei der
COVID-19-Pandemie: Ihr Ausbruch überrumpelte die Welt, jedoch lagen breite Erfahrungen mit anderen Coronaviren wie
SARS, MERS sowie Erkältungscoronaviren vor. Auf diese Weise
konnte die Erforschung der spezifischen Eigenschaften des
neuen Virus schnell voranschreiten.

Auch wenn in der Pandemie manche Abläufe der Impfstoffentwicklung im Schnelldurchgang liefen, möchte ich das zugrunde liegende Prozedere dennoch am Beispiel von SARS-
CoV-2 darlegen. Der entscheidende Schritt war die Aufklärung
des Erbguts des Virus, die chinesischen Wissenschaftlern innerhalb weniger Wochen nach Bekanntwerden des neuen Erregers
im Januar 2020 gelang. Zentral war in der Folge die Entdeckung der Eintrittspforte des Virus: SARS-CoV-2 nutzt dazu
den ACE2-Rezeptor, einen Rezeptor für das Angiotensin-kon-
vertierende Enzym *(Angiotensin Converting Enzyme Type 2)*.
Dieser ist im Körper sehr weit verbreitet, er findet sich auf
der Oberfläche von Zellen in den unterschiedlichsten Organen,
darunter Niere, Lunge, Herz und Gefäßwände. Im gesunden
Körper bindet dieser Rezeptor das an ihn passende Enzym, das
unter anderem an der Regulation des Blutdrucks beteiligt ist.
Deshalb greifen am ACE-Rezeptor auch mehrere blutdrucksen-
kende Medikamente an. Für SARS-CoV-2 bietet der Rezeptor
die Möglichkeit, sich schnell auf zahlreiche Organe auszubrei-
ten – und überall Schaden anzurichten.

Normalerweise spielen Erkenntnisse aus Tierversuchen in der

Grundlagenforschung an neuen Erregern eine zentrale Rolle, etwa, um den genauen Verlauf der Immunantwort zu erkunden oder um später Wirkmechanismen von Vakzinen zu testen. Bei SARS-CoV-2 war schnell klar, dass es keine einfachen Tiermodelle gibt. Mäuse und einige andere Standard-Labortiere lassen sich nicht ohne Weiteres mit dem Virus infizieren. In Frage kommen neben gentechnisch veränderten Mäusen die weit weniger in Labors verbreiteten Frettchen, deren Lungengewebe dem menschlichen ähnelt und die in der Influenzaforschung genutzt werden. Zunächst gab es nur wenige Erkenntnisse aus Tierversuchen mit SARS-CoV-2. Dagegen lagen schnell große Mengen klinischer Beobachtungen an Patienten vor.

Insgesamt gab es noch erhebliche Wissenslücken zur Natur und Biologie des Virus, als mit der Entwicklung von Interventionsmaßnahmen begonnen wurde. Weil viel dafürsprach, dass man es mit einem Erreger zu tun hatte, den die körpereigene Immunantwort verhältnismäßig leicht in den Griff bekommt – nämlich, indem sie ihn mit Antikörpern neutralisiert –, startete schnell eine gezielte Impfstoffentwicklung. Im Gegensatz dazu kann sich bei Erregern mit schwierigeren Infektionsverläufen und Immunmechanismen schon die vorgeschaltete Grundlagenforschung über Jahrzehnte hinziehen. So ist es etwa bei den großen Seuchen Tuberkulose, HIV/Aids und Malaria, deren Erreger sich mit allerlei Tricks im Körper einnisten und dort persistieren. Hier sind die Anforderungen an einen Impfstoff ungleich höher, muss er doch einen deutlich besseren Schutz erzielen, als natürliche Infektionen es tun.

Die erste Phase in der Entwicklung einer konkreten Vakzine nennt sich präklinische Forschung. Ziel ist es, die am besten geeigneten Impfstofftypen zu identifizieren. In dieser Phase muss zum Beispiel herausgefunden werden, ob für den Impfstoff nur wenige Antigene benötigt werden (wie dies für viele Viren der Fall ist), oder ob (wie für viele bakterielle Erreger) ein breiteres Spektrum an Antigenen benötigt wird. Reichen wenige Antigene aus, forscht man meist in Richtung Untereinheiten-Impfstoffe. Braucht man zahlreiche Antigene, setzt man eher auf Ganzzell-Impfstoffe.

Ideal ist es, wenn ein sogenanntes protektives Antigen identifiziert werden kann. Dabei handelt es sich um ein Protein des Erregers, das im Menschen eine schützende Immunantwort gegen die Infektion oder gegen die Erkrankung stimuliert. Bei SARS-CoV-2 traf dies auf das Spike-Protein zu, über das das Virus an den ACE-Rezeptor der Zelle bindet. Für Untereinheiten-Impfstoffe muss als Nächstes ein geeigneter Träger oder ein wirksames Adjuvans ausgewählt werden. Auch hier ist es von Vorteil, wenn sich Träger oder Adjuvanzien nutzen lassen, die sich bereits in anderen Impfstoffen bewährt haben. Bei SARS-CoV-2 wählte man für Vektor-Impfstoffe häufig Adenoviren als Träger. Für RNA-Impfstoffe kamen bevorzugt Nanopartikel zum Einsatz. Dabei konnte man auf Erfahrungen aus der Entwicklung personalisierter Impfungen gegen Krebs aufbauen. Auch die genutzten Nanopartikel waren schon weit entwickelt.

Ist ein vielversprechender Impfstoffkandidat gefunden, wird dieser in der präklinischen Phase in der Regel umfassend in Tiermodellen getestet. Dabei geht es einerseits darum, die Schutzwirkung im Organismus festzustellen. Jedoch ist dies formal nicht notwendig, um in die klinischen Studien einsteigen zu können. Unbedingt nötig ist allerdings der Nachweis, dass der Impfstoff sicher ist – also in geeigneten Tiermodellen keine Komplikationen hervorruft. Meist werden mindestens zwei Tiermodelle zur Sicherheitsprüfung gefordert. Ist dies erbracht, folgt ein entscheidender Schritt, den viele Forschende als «Tal des Todes» fürchten: Jetzt wird entschieden, ob eine Firma die hohen finanziellen Investitionen für die klinischen Studien riskieren möchte oder nicht. Aufgrund der Pandemielage stellte sich die Frage für die SARS-CoV-2-Impfung in der Form nicht. Dagegen sind Vakzinen gegen vernachlässigte Infektionskrankheiten, deren Bekämpfung rein wirtschaftlich betrachtet für die Industrie wenig rentabel erschiene, in der Regel auf Fördermechanismen angewiesen. Hier hat sich besonders die Bill-und-Melinda-Gates-Stiftung als schlagkräftiger Unterstützer hervorgetan; wesentliche Beiträge leisten auch staatliche Fördereinrichtungen in den USA und der Europäischen Union, etwa die European and Developing Countries Clinical Trials Partnership (EDTCP).

8.2 Klinische Studien

Bevor eine klinische Studie begonnen werden kann, muss sie in der EU bei der Europäischen Arzneimittelbehörde (European Medicines Agency, EMA) registriert werden. Danach kann der Antrag auf die Genehmigung bei der zuständigen Behörde gestellt werden. In Deutschland ist das Paul-Ehrlich-Institut in Langen (PEI) für klinische Impfstoff-Studien zuständig. Seine Fachleute prüfen die Qualität und Sicherheit der Studie hauptsächlich auf der Basis der präklinischen Daten. In der Regel diskutieren sie mit den Antragstellenden intensiv über das Studiendesign, auf diese Weise ist die Zulassungsbehörde von Anfang an eingebunden. Außerdem bewertet eine Ethikkommission das Vorhaben. Erst wenn alle Genehmigungen vorliegen, können die klinischen Studien beginnen. Sie teilen sich auf in die Phasen I bis III.

Prinzipiell handelt es sich durchwegs um sogenannte kontrollierte Interventionsstudien. Das bedeutet, dass das zu prüfende Mittel Testpersonen in einer kontrollierten Umgebung und in einem sehr genau geplanten Studiensetting verabreicht wird. Meist werden dazu zwei Gruppen gebildet. Eine Gruppe erhält den zu prüfenden Impfstoff. Eine andere, die sogenannte Kontrollgruppe, bekommt ein Placebo, also zum Beispiel eine Injektion mit wirkungsloser Kochsalzlösung. Wenn ein Impfstoff für eine Krankheit getestet wird, gegen die bereits eine Vakzine zugelassen ist, die jedoch nicht optimal wirkt, kann auch diese zum Vergleich herangezogen werden. Um jedwede Störeinflüsse zu vermeiden, werden Studien in der Regel verblindet: Die Teilnehmenden wissen nicht, zu welcher Gruppe sie gehören und welches Mittel sie erhalten (einfach blind). Meist gilt dies auch für das Studienpersonal (doppel-blind).

In *Phase I* wird an einer kleinen Studiengruppe gesunder Menschen (meist weniger als 100 Personen) untersucht, ob der Impfstoff sicher ist, also auch im Menschen keine unerwünschten Nebenwirkungen auslöst. Sollte es hier zu Abweichungen kommen, bedeutet dies ganz schnell das Aus für den Impfstoffkandidaten. Meist wird die Unbedenklichkeit der Vakzine in

Phase I auch mit höheren Dosen, als sie für den Schutz nötig wären, überprüft. Bei Impfstoffentwicklungen in der EU soll die Phase-I-Studie, bei der die grundsätzliche Sicherheit des Mittels festgestellt wird, immer in der EU stattfinden.

In *Phase II* schaut man bei gesunden Testpersonen (meist wenige Hundert Menschen) weiterhin auf Sicherheit, schließt aber auch die Immunogenität ein. Man prüft also, ob der Impfstoff eine Immunantwort auslöst, von der man annimmt, dass sie schützt. Idealerweise weiß man bereits, auf welche Art von Immunantwort man achten muss. Bei SARS-CoV-2 schaute man nach Antikörpern, von denen man in Laborversuchen gesehen hatte, dass sie das Virus neutralisieren. Bei Impfstoffen gegen Tuberkulose, Aids und Malaria ist das nicht so leicht, hier tragen neben Antikörpern auch T-Zellen wesentlich zum Schutz bei. In der Phase II wird auch die bestmögliche Impfdosis bestimmt, mit der in der nächsten Phase weitergetestet wird. Meist wird man hier die niedrigste Dosis wählen, bei der eine deutliche Immunantwort hervorgerufen wird. Bei COVID-19 wollte man hohe Serumtiter neutralisierender Antikörper erreichen. Schließlich kann in Phase II auch geprüft werden, ob der Impfstoff in einer bestimmten Zielpopulation eingesetzt werden kann. Wenn ein Impfstoff für Kinder entwickelt wird, testet man diesen zunächst in gesunden Erwachsenen und erst danach in gesunden Kindern. Entsprechend können auch ältere Menschen oder Menschen mit bestimmten Vorerkrankungen in diesem Stadium in die klinischen Tests einbezogen werden, wenn der Impfstoff für sie in Frage kommt. Mit dem Abschluss der Phase-II-Studie wird das Impfkonzept als erwiesen angesehen (sogenannter Proof of Concept). Gibt es Unsicherheiten dazu, ob ein Mittel den erhofften Impfschutz erzeugt, kann eine Phase IIb angeschlossen werden. Dann wird der Impfstoffkandidat zunächst noch in einer Gruppe von einigen Tausend Probanden überprüft, bevor es ggf. in die deutlich größere Phase-III-Studie geht.

Bei SARS-CoV-2 kamen derlei zeitaufwändige Extrarunden nicht in Frage. Nach erfolgreicher Phase II begann die Phase-III-Studie, in die einige Zehntausend Menschen eingebunden wurden. Im Studiendesign werden die Details festgelegt. Hier geht es unter anderem darum, wie vielfältig die Gruppe der Teilnehmenden gestaltet wird. Bezieht man sehr unterschiedliche Testpersonen ein, kann dies die Auswertung der Studie erschweren. Zugleicht bieten sich Chancen. Sind nämlich von vornherein etwa beide Geschlechter, Menschen unterschiedlicher Ethnien, unterschiedlicher Altersgruppen und möglicherweise auch Menschen mit bestimmten Vorerkrankungen in der Studie vertreten, ist es nach erfolgreichem Studienabschluss leichter, schnell der breiten Bevölkerung eine Impfung anzubieten. Außerdem definiert man im Studiendesign den klinischen Endpunkt. Festgesetzt werden kann etwa: Schutz vor einer Infektion, Schutz vor einer Erkrankung oder beides. Weiterhin wird festgelegt, wie viel Schutz man in den Geimpften verglichen mit der Kontrollgruppe mindestens erwartet. Häufig wird hier als Mindestmaß ein 50-prozentiger Schutz gesetzt. Was bedeutet diese Zahl? Wenn 100 Menschen aus der Kontrollgruppe erkranken, muss es in der Impfgruppe weniger als 50 Kranke geben. Das heißt nicht, dass 50 Prozent aller Teilnehmenden geschützt sind! Denn auch ohne Impfung gibt es viele, die nicht erkranken. Vielmehr heißt dies, dass in der Impfgruppe nur halb so viele Menschen erkranken wie in der Kontrollgruppe.

Auch die Länge der Impfstoffstudie ist entscheidend, denn man will wissen, wie lange die Schutzwirkung anhält. Für Studien zu Vakzinen gegen chronische Erkrankungen wie die Tuberkulose werden daher Studiendauern von mehreren Jahren angesetzt. Bei SARS-CoV-2 entschied man sich für sechs Monate. Eigentlich bedeutet das: Die Studie endet sechs Monate nachdem die letzte Person geimpft wurde. Aufgrund der Pandemiesituation war jedoch Eile geboten. In solchen Fällen ist es möglich, vor Ablauf der Zeit in die Daten zu schauen, wenn in der Studie eine bestimmte Anzahl an Erkrankungen erreicht ist. Dann kann ein ausgewähltes Team die Daten entblinden und feststellen, wie viele Menschen der Impfgruppe und der Kontrollgruppe betroffen – und mithin auch: wie viele geschützt – waren. Wenn klar ist, dass der überwiegende Teil der Erkrankten zur Kontrollgruppe gehört (also keinen Impfstoff bekommen hat), kann die Studie unter bestimmten Bedingungen vorzeitig abgeschlossen werden. Nach Auswertung aller Daten sieht man, ob der klinische Endpunkt erreicht oder sogar übertroffen wurde. Für die RNA-Impfstoff-Studien gegen COVID-19 hatte man als klinischen Endpunkt festgelegt, dass Erkrankungen verhindert werden sollen. Die Ergebnisse waren überragend, denn der erreichte Schutz lag bei über 90 Prozent. Auf mehr als 100 Erkrankte in der Kontrollgruppe kamen weniger als zehn Erkrankte in der Impfgruppe. Verzichtet hatte man allerdings auf eine sechsmonatige Beobachtungszeit für alle Testpersonen, denn die letzten von ihnen waren erst kurz vor der Beendigung der Studie geimpft worden.

8.3 Zulassung

Wenn alles so erfolgreich abläuft, wie eben beschrieben, kann der Impfstoff zur Zulassung eingereicht werden. Zuständig dafür ist in Deutschland das Paul-Ehrlich-Institut (PEI), auf europäischer Ebene die EMA und in den USA die Food and Drug Administration (FDA). In der EU besteht die Möglichkeit, bei der EMA den Antrag auf Zulassung in allen EU-Mitgliedsstaaten zu stellen. Alternativ kann dies auch in einem einzelnen Land der EU erfolgen. Im ersten Falle wird der Impfstoff bei positivem Bescheid für ganz Europa zur Zulassung empfohlen. Bei Antrag in nur einem Mitgliedsstaat erfolgt auch die Zulassung nur für diesen Staat. Die EMA und das PEI entscheiden nach angeglichenen Kriterien. Auch EMA und die US-Behörde FDA arbeiten eng zusammen. Bei den COVID-19-Impfstoffen wurden bereits während der laufenden Studien kontinuierlich Daten mit Zulassungsbehörden ausgetauscht, so dass dort schließlich schnell entschieden werden konnte (Rolling Review Process).

In dringenden Fällen wie der COVID-19-Pandemie sind auch Sonderzulassungen möglich. In den USA genehmigte die FDA die Impfstoffe gegen SARS-CoV-2 über Notfallzulassungen (Emergency Use Authorization). In der EU kann der Weg einer vorläufigen Zulassung gewählt werden (Conditional Approval). Die endgültige Zulassung wird später erteilt, wenn sämtliche Daten vorliegen. Notfallzulassungen kommen vor allem bei

Impfstoffen für bedrohliche Erkrankungen, die nur sporadisch ausbrechen und lokal begrenzt bleiben, zur Anwendung. Das ist etwa der Fall bei neu aufkommenden Erregern mit Pandemiepotenzial wie SARS/MERS, Zika und Ebola. Ein Grund: Solange verhältnismäßig wenige Menschen betroffen sind, können lediglich Phase-I- und -II-Studien auf Sicherheit, Immunogenität und Dosisfindung durchgeführt werden; eine klinische Phase-III-Studie auf Schutz hingegen nicht. Dann kann eine Notfallzulassung auf der Basis dieser Daten und der vorhandenen Tierversuchsdaten zum Schutz beantragt werden.

Die klinische Überprüfung eines Impfstoffs endet nicht mit der Zulassung, im Gegenteil. In der Regel werden neue Arzneimittel unmittelbar nach ihrer Zulassung intensiv beobachtet. Denn jetzt kann registriert werden, ob spätere Komplikationen auftreten. Außerdem fallen auch seltene und sehr seltene unerwünschte Arzneimittelwirkungen in dieser Phase auf. Das liegt zum einen daran, dass die Gruppe der Menschen, die den Stoff erhalten, noch einmal viel größer ist als bei Phase-III-Studien. Außerdem werden nach der Zulassung auch Menschen geimpft, die üblicherweise nicht als Probanden an klinischen Studien teilnehmen, etwa sehr alte Menschen oder Personen mit bestimmten Vorerkrankungen. Die Beobachtungen laufen entweder als kontrollierte Untersuchungen (sogenannte Phase-IV-Studien) oder als epidemiologische Beobachtungsstudien, für die der Begriff Pharmakovigilanz, also erhöhte Aufmerksamkeit, geprägt wurde. In der COVID-19-Pandemie hat das PEI zur Überwachung der neuen Impfstoffe in Deutschland zusätzlich eine eigene App in Umlauf gebracht.

Treten verdächtige Nebenwirkungen auf, werden diese ausgewertet und es wird geklärt, ob es einen ursächlichen Zusammenhang zwischen der Impfstoffgabe und der beobachteten unerwünschten Arzneimittelwirkung gibt oder ob ein zufälliger Zusammenhang besteht. Einfach gesagt: Man versucht festzustellen, ob tatsächlich der Impfstoff schuld an dem Symptom ist – oder ob dieses nur zeitgleich auftritt, aber andere Ursachen hat. Abseits von Sicherheitsfragen liefern Beobachtungsstudien auch wertvolle Informationen über die Dauer und Art des Schutzes, den der Impfstoff dem Patienten gewährt. Das war bei der raschen Entwicklung und Zulassung der COVID-19-Impfstoffe von großer Bedeutung. So wurden in der Anfangszeit der Impftätigkeit etwa für den RNA-Impfstoff von BioNtech/Pfizer besonders in Israel großflächig Daten von älteren Menschen erhoben. Sie bestätigten einen mehr als 90-prozentigen Schutz gegen schwere Erkrankungen und brachten deutliche Hinweise darauf, dass Geimpfte deutlich seltener infiziert werden als Ungeimpfte. Für mich sind gerade diese Studien ein Beweis für den hohen Wert der Pharmakovigilanz, denn sie überzeugten mich von der Wirksamkeit des eingesetzten Impfstoffs im realen Leben.

Im Folgenden schauen wir uns einige seltene Komplikationen an, für die Impfungen verantwortlich gemacht wurden. Zu einer seltenen Komplikation mit ursächlichem Zusammenhang kam es nach der Schweinegrippe-Impfung 2009/10: In mehreren europäischen Ländern beobachtete man, dass in sehr seltenen Fällen Menschen, die einen der beiden verfügbaren Impfstoffe erhalten hatten, eine Narkolepsie entwickelten. Dabei kommt es immer wieder zu plötzlichen «Schlafanfällen» während des Tages und Schlafstörungen in der Nacht. Die Krankheit kommt auch sonst vor, sie gehört zu den seltenen Erkrankungen. Es war bereits bekannt, dass genetische Prädispositionen eine Rolle spielen und die Immunantwort beteiligt scheint. Heute gilt als wahrscheinlich, dass die Narkolepsie bei Menschen mit bestimmten Prädispositionen auf eine Art Autoimmunreaktion nach Vakzinierung zurückzuführen ist. Eine andere Komplikation trat bei der Dengue-Impfung auf, sie ist in diesem Buch bereits mehrfach angeklungen: Auf den Philippinen wurde festgestellt, dass sich bei Geimpften das Krankheitsbild verschlimmerte, wenn sie sich nach der Impfung erstmals mit Dengue-Viren ansteckten. Der Impfstoff ist deshalb nur für Menschen zugelassen, die zuvor bereits nachweislich mit Dengue infiziert waren (s. S. 42).

Bekannt ist auch, dass bestimmte Bestandteile aus Impfstoffen Allergien hervorrufen können. Dies wird meist bereits in den klinischen Studien erfasst, da diese Komplikation sofort nach der Impfung auftritt. Auch bei SARS-CoV-2-Impfungen wurden Allergien beobachtet. So kann etwa ein Bestandteil der Nanokörper für Nukleinsäure-Impfstoffe bei wenigen Menschen einen allergischen Schock hervorrufen. Bei diesen Personen muss man bei der Impfung höchste Vorsicht walten lassen oder von der Impfung abraten.

8.4 Impfempfehlungen und Impfkomplikationen

Seit der COVID-19-Pandemie ist es weitläufig bekannt: In Deutschland ist das Robert Koch-Institut (RKI) als Bundesbehörde für übertragbare und nichtübertragbare Krankheiten zuständig. Das Institut ist mit Fragen zur Erkennung, Verhütung und Bekämpfung dieser Krankheiten und deren Bewertung betraut. Ebenfalls dort angesiedelt ist die Ständige Impfkommission (STIKO), die auf Grundlage wissenschaftlicher Evidenzen den Wert einer Impfung zum Infektionsschutz beurteilt und Impfempfehlungen für Deutschland ausspricht. Die STIKO ist ein unabhängiges Expertengremium, dessen 12 bis 18 Mitglieder alle drei Jahre neu berufen werden und ehrenamtlich arbeiten. Die STIKO wird vom PEI, dem RKI sowie Bundes- und Landesgesundheitsbehörden beraten, diese haben jedoch kein Stimmrecht. Bei ihrer Bewertung setzt die STIKO nicht auf Kosten-Nutzen-Abschätzungen, vielmehr beurteilt sie die Wirksamkeit und auch Sicherheit der Impfstoffe und das Risiko potenzieller Komplikationen. Die von der STIKO empfohlenen Impfungen werden jährlich im Impfkalender aufgeführt. Für diese übernehmen die Krankenkassen die Kosten.

Mögliche Impfkomplikationen werden beim PEI registriert. Außerdem erfolgt hier die Bewertung, ob eine Komplikation ursächlich mit der Impfung zusammenhängt oder ob es sich um eine zufällige Koinzidenz handelt. Erster Ansprechpartner bei Befürchtungen zu Impfkomplikationen sind allerdings die Gesundheitsämter. Bei einem anerkannten Schaden besteht auch Anspruch auf finanzielle Versorgung. Letztendlich haftet im Normalfall der Hersteller, der den Impfstoff in den Verkehr gebracht hat. Schwere Impfschäden, die ursächlich mit der Impfung zusammenhängen, treten allerdings äußerst selten auf. Als

Verdachtsfall wird ein Zwischenfall gewertet, wenn eine Komplikation nicht ausgeschlossen werden kann – selbst wenn der Beweis nicht völlig schlüssig erbracht werden konnte. Jedes Jahr werden mehr als 1000 solcher Verdachtsfälle an das PEI gemeldet. Grob gesagt gibt es etwa drei davon auf 100 000 Impfungen, davon sind ein bis zwei schwerwiegende Verdachtsfälle. In den allermeisten Fällen handelt es sich jedoch um zufällig in zeitlicher Nähe zur Impfung auftretende Symptome. Schließlich gibt es unter Millionen Menschen immer auch Erkrankungen. In den Jahren 2004 bis 2005 wurden 2630 Komplikationen gemeldet. Zwei davon wurden als Impfkomplikationen anerkannt. Allerdings nicht, weil der ursächliche Zusammenhang belegt wurde, sondern weil er nicht ausgeschlossen werden konnte.

Weil es in der Debatte um die COVID-19-Impfung immer wieder debattiert wird, soll hier noch einmal klar gesagt werden: Impfkomplikationen sind nicht vertretbar. Aber leichte Nebenwirkungen müssen bei einer Impfung in Kauf genommen werden. Schließlich soll sie eine Immunantwort in Gang setzen, was ein aktiver Vorgang im Körper ist. Dabei kommt es zu einer – beabsichtigten – schwachen bis mittelstarken Entzündungsreaktion, die meist nach 24 bis 48 Stunden abgeklungen ist. Auf diese Weise werden die Immunzellen an die Impfstelle gelockt, wo sie das Antigen kennenlernen, gegen das sich die Immunantwort richten soll (s. Abb. 4.4). Spürbar wird dies durch Rötung und lokalen Schmerz an der Einstichstelle. Übliche Impffolgen sind überdies Gelenkschmerzen und Lymphknotenschwellung (denn in den Lymphknoten wird die spezifische Immunantwort angeworfen) und eventuell Mattigkeit und Fieber (wenn das Immunsystem besonders stark reagiert).

Generell können also vier Arten von Nebenwirkungen unterschieden werden:

– Abhängig vom Impfstoff und insbesondere vom Adjuvans, schwache bis mittelstarke Nebenwirkungen, die bald wieder abklingen und in Kauf genommen werden müssen;

– seltene Impfrisiken, wie allergische Reaktionen auf einen Bestandteil des Impfstoffs, die meist bereits aus den klinischen Studien bekannt sind und daher berücksichtigt werden;

– unerwartete scheinbare Impfkomplikationen, die in der Gruppe der Geimpften und Nichtgeimpften etwa gleich häufig auftreten und deren ursächlicher Zusammenhang mit der Impfung ausgeschlossen werden kann;
– sehr seltene Impfkomplikationen, für die entweder ein ursächlicher Zusammenhang belegt oder aber nicht ausgeschlossen werden kann.

8.5 Impfzauderer, Impfkritiker und Impfgegner

Seit es Impfungen gibt, gibt es auch Gegenstimmen unterschiedlichster Schattierungen. Als im 19. Jahrhundert die Impfpflicht gegen die Pocken eingeführt wurde, kam es auch in Deutschland zu Protesten. Aus heutiger Sicht war das Verfahren bei der frühen Pocken-Impfung durchaus nicht in jeder Hinsicht unbedenklich. Dabei wurde pockenhaltiges Material häufig unmittelbar vor der Impfung recht unsteril von Kälbern gewonnen, was das Risiko mit sich brachte, dass die Impfstelle etwa mit eitererregenden Bakterien kontaminiert sein konnte (s. Abb. 2.1). Auch das Vorgehen, Waisenkinder als Impfgeber zu benutzen, ist für uns heute unverständlich und stieß bereits damals in der Öffentlichkeit auf berechtigte Kritik. Den meisten und vor allem lautesten Stimmen jedoch ging es nicht um inhaltliche Detailkritik. Vehemente Impfgegner verbreiteten die Behauptung, die Pockenimpfung könne zur «Verkuhung» des Menschen führen, was in Karikaturen gipfelte, die Menschen zeigten, denen Kuhköpfe aus der Impfstelle wuchsen.

Ähnlich wie heute machten auch damals schon Ärzte als Vorkämpfer gegen die Impfung von sich reden. In Baden-Württemberg tat sich der Doktor der Medizin C. G. G. Mittinger aus Stuttgart besonders hervor. Er tat die Schutzwirkung des Impfstoffs als Lüge ab. Der Rechtsanwalt Hugo Martini aus Leipzig bezeichnete die Impfung als unmoralischen Akt und sprach von «Impfzwang», den er als juristisch unhaltbar ansah. Im Fall der Pocken wissen wir, wie die Entwicklung verlief. Die Erfolge waren eindeutig, die Pocken konnten ausgerottet werden. Und unsere ethischen und rechtlichen Ansprüche an Impfstudien,

Impfstoff-Zulassungen und Impfnebenwirkungen sind um ein Vielfaches höher als damals.

Im 21. Jahrhundert ist das Wissen über die den Impfungen zugrunde liegenden Mechanismen um das x-Fache gewachsen. Dennoch ist Impfskepsis oder gar -gegnerschaft weit verbreitet. Nach Einschätzung der Weltgesundheitsbehörde ist «Vaccine hesitancy» eine der zehn großen Bedrohungen für die Gesundheit auf unserer Erde. Unter diesem englischen Begriff lassen sich eine ganze Reihe Schattierungen negativer Haltungen gegenüber Impfungen ausmachen – von Impfskeptikern, die die Schutzwirkung geringschätzen oder anzweifeln und Risiken überbewerten, bis zu kategorischen Gegnern, die sich nicht scheuen, grobe Falschaussagen und Lügen in die Welt zu setzen.

Impfskeptiker haben in der Regel mangelndes Vertrauen in die Schutzwirkung und – weit häufiger – in die Sicherheit von Impfstoffen. Gepaart mit einer Unterschätzung der Gefahren von Infektionskrankheiten, ergibt sich ihre ablehnende Haltung. Häufig kommt ein fehlender Gemeinsinn hinzu oder ein mangelndes Verständnis dafür, dass Impfungen über die Herdenimmunität nicht nur die Geimpften selbst schützen, sondern auch Menschen, die etwa aufgrund von Vorerkrankungen nicht geimpft werden können. Schließlich vergessen manche Eltern einfach, sich selbst oder ihre Kinder impfen zu lassen, einige nehmen sich auch nicht die Zeit dazu. Bei all diesen Personen kann vernünftige Aufklärung die Impfbereitschaft wecken oder erhöhen. Weitgehend aussichtslos ist dies meiner Erfahrung nach bei gefestigten Impfkritikern, die sich kaum von ihrer vorgefassten Meinung abbringen lassen. Wie beschrieben, kann es in ganz seltenen Fällen zu Impfkomplikationen kommen. Aber es muss klar gesagt werden, dass die meisten Behauptungen auf diesem Gebiet in das Reich der Unwahrheiten oder «Fake News» gehören. Sind sie jedoch erst einmal in der Welt, bekommt man sie nicht mehr weg.

Prominentes Beispiel dafür ist die Behauptung des britischen Arztes Andrew Wakefield, dass die trivalente Maser-Mumps-Röteln-Impfung Autismus hervorrufe. In zahlreichen Studien konnte dies vollständig widerlegt werden. Wakefield jedoch vertritt weiter seine Position. Und obwohl er seine ursprüngliche Fallstudie wegen nachgewiesener Mängel zurückziehen musste, hält sich der Mythos hartnäckig. Damit kommen wir zu Impfgegnern, die bewusst Unwahrheiten verbreiten, um in der Bevölkerung Verunsicherung und Skepsis gegen Impfungen auszulösen. Ein Beispiel aus jüngster Zeit ist die Behauptung, dass die Impfstoffe gegen SARS-CoV-2 Unfruchtbarkeit bei Frauen hervorrufen würden. Diese geht wohl darauf zurück, dass ein kleiner Abschnitt des Spike-Proteins, das das wesentliche SARS-Cov-2-Impfantigen darstellt, mit einem kleinen Abschnitt eines Plazentaproteins übereinstimmt. Wohlgemerkt: Das Spike-Protein besteht aus 1273 Aminosäuren, das Plazentaprotein Syncytin-1 aus 538 Aminosäuren. Beide enthalten eine sich ähnelnde Sequenz aus fünf Aminosäuren, die jedoch nur in den vier außen liegenden Aminosäuren übereinstimmen. Weder bei der Impfung noch nach einer natürlichen Infektion, bei der das Spike-Protein ja auch als Antigen wirkt, konnten bislang Antikörper nachgewiesen werden, die mit Syncytin-1 kreuzreagieren. Zudem liegt dieses Plazentaprotein während der Embryonalentwicklung so versteckt, dass es für Antikörper wohl kaum erreichbar ist. Diese Behauptung ist daher als «Fake News» einzustufen. Zu noch übleren Verschwörungsmythen wie der Lüge, dass durch Impfungen Mikrochips zur Überwachung eingepflanzt würden, kann man als Wissenschaftler kaum noch etwas Sinnvolles erwidern. Wahrscheinlich sind die Verbreiter eines derartigen Unsinns ohnehin nicht mit Argumenten erreichbar. Der Versuch, den Unsinn öffentlich zu entlarven, bleibt dennoch wichtig.

9. Impfung und Gesellschaft

Impfstoffe verhindern nicht nur individuelle Krankheiten. Die meisten Vakzinen können über eine Herdenimmunität das Ausbreitungsgeschehen insgesamt bremsen. Wenn Infektionskrankheiten auf diesem Wege zurückgedrängt werden, sind vulnerable

Menschen auch indirekt vor einer Infektion geschützt. Diese letztlich solidarische Wirkung von Impfungen – genauer gesagt: des Sich-impfen-Lassens – kann innerhalb einer Gesellschaft maßgeblich zur Reduzierung der Krankheitslast beitragen.

In Pandemiezeiten wird augenfällig, wie sehr dies nicht nur für nationale oder kontinentale Bezugsräume gilt, sondern wie wichtig die globale Perspektive auf Infektionsgeschehen und Impfkampagnen ist. Heute haben es sich einige schlagkräftige Initiativen zur Aufgabe gemacht, Impfgerechtigkeit herzustellen. Sie fördern die Entwicklung von Vakzinen gegen Krankheiten, die aufgrund ihrer Verbreitung in armen Ländern von Herstellern bisher allzu oft vernachlässigt wurden, und arbeiten darauf hin, dass vorhandene Impfstoffe auch in ärmere Länder gebracht werden. Dafür haben sie Strategien entwickelt, die auf dem regulierten Zwei-Preis-System oder der vorgezogenen Abnahmegarantie für Impfstoffe basieren. Nach diesem Prinzip kostet beispielsweise ein Impfstoff in armen Ländern deutlich weniger als in reichen. Häufig übernehmen Stiftungen und öffentliche-private Organisationen Teile der Finanzierung und Produzenten lassen gegen Abnahmegarantien Preise nach. So werden Vakzinen für alle erschwinglich.

9.1 Ausbreitung und Herdenimmunität

Mit Beginn der Impfkampagnen gegen COVID-19 wurden Hoffnungen auf einen baldigen Herdenschutz geweckt. Schon zuvor war die Reproduktionszahl R als «Richtwert» für Entscheidungen über Shutdowns oder deren Ende ins Spiel gebracht worden. Schauen wir uns beide Begriffe genauer an.

Was besagt R? R steht für Reproduktionszahl. Sie beschreibt, wie viele Menschen eine infizierte Person im Durchschnitt ansteckt. R_0 ist hierbei ein Startwert, bei dem davon ausgegangen wird, dass alle Menschen (noch) empfänglich für den Erreger sind. Bei $R_0 = 1$ steckt ein Infizierter im Durchschnitt eine weitere Person an. R_0-Werte > 1 bedeuten, dass sich das Infektionsgeschehen ausbreitet; R_0-Werte < 1 zeigen an, dass es abflaut.

Eine der ansteckendsten Krankheiten überhaupt sind die

Masern. Hier liegt der R_0-Wert in einer nicht geimpften Bevölkerungsgruppe zwischen 10 und 20. Dann steckt ein Masernträger im Mittel zehn bis zwanzig andere Menschen an.

Die Bestimmung von R-Werten ist kompliziert, sie erfolgt meist mit mathematischen Modellen, bei denen unterschiedlichen Vorbedingungen eingestellt werden. Der R-Wert kann als Faustzahl helfen, man sollte ihn aber einordnen können und ggf. mit anderen Faktoren und Kennzahlen ergänzen. So ist es beispielsweise wichtig, zu unterscheiden, wie eine Infektion verläuft und auf welche Bevölkerungsgruppe ein bestimmter R-Wert trifft. Im Fall von COVID-19 hat ein $R_0 = 1$ in einem Altersheim mit vielen Menschen in der Hochrisikogruppe ganz andere Auswirkungen als im Hinblick auf eine Schule mit vielen Jugendlichen.

Der R-Wert hat Auswirkungen auf die sogenannte Herdenimmunität, auch Herdenschutz genannt. Dieser ist erreicht, wenn der Anteil der immunen und nicht ansteckenden Personen in der Bevölkerung so groß ist, dass eine infektiöse Person so gut wie niemanden mehr anstecken kann (Abb. auf der hinteren Umschlaginnenseite). Dieser Punkt ist umso schneller erreicht, je größer der R-Wert ist. Einfach ausgedrückt: Je rasanter sich eine Krankheit über Mensch-zu-Mensch-Kontakte verbreitet, desto schneller wird der Anteil natürlich immuner Menschen erreicht, welche die Ausbreitung bereits effektiv unterbrechen. Die Infektionskrankheit läuft sich tot, wenn der Erreger keine empfänglichen Personen mehr findet. Dann sind indirekt auch die wenigen Menschen geschützt, die noch empfänglich für sie wären.

Herdenschutz kann grundsätzlich auf zwei Wegen erreicht werden. Zum einen kann er auf natürlichem Wege entstehen, wenn Menschen nach einer Infektion dauerhaft immun gegen die Krankheit sind. Voraussetzung ist, dass sie zugleich nicht mehr infektiös sind. Bleiben Menschen jedoch weiter ansteckend, funktioniert das Prinzip Herdenimmunität nicht. Weil es in der COVID-19-Pandemie zwischenzeitlich diskutiert wurde, sei hier darauf hingewiesen: Auf diesen Weg der natürlichen Durchseuchung zu setzen, ist gerade bei neu auftretenden Erkrankungen, die potenziell tödlich enden können, hochgefährlich. Man nähme Krankheitsfälle aller Schweregrade und auch Todesfälle in Kauf. Mithin wurden derlei Überlegungen in der COVID-19-Pandemie in der Regel schnell fallen gelassen.

Weg zwei führt über Impfkampagnen. Auch hier ist es zentral, dass die Impfung die Übertragung des Erregers verhindert oder zumindest deutlich verringert. Inwiefern dies auf die Impfstoffe gegen SARS-CoV-2 zutrifft, war zum Zeitpunkt der Erstellung dieses Buchs noch nicht letztgültig klar. Erste Hinweise deuteten auf einen Teilschutz gegen Übertragung, was bedeuten würde, dass längerfristig über die COVID-19-Impfprogramme ein Herdenschutz erreichbar wäre.

Abseits dieser grundsätzlichen Überlegungen haben viele weitere Faktoren Einfluss darauf, wie schnell die Schwelle zum Herdenschutz überschritten werden kann. Aufseiten des Erregers ist der Übertragungsweg besonders relevant: Gegen eine Ansteckung über die Atmung kann man sich z. B. schlechter schützen als gegen eine Übertragung durch Blutkontakte. Aufseiten des Menschen ist der Immunstatus entscheidend: Inwiefern gibt es eine Immunität gegen die Infektion und/oder Übertragung? Bei den Masern, die sehr leicht über Luft und Atmung übertragen werden, greift die Herdenimmunität erst, wenn etwa 95 Prozent der Menschen immun und nicht mehr ansteckend sind. Bei Röteln reicht es, wenn dies für 80 Prozent der Bevölkerung gilt. Bei der Pneumokokken-Pneumonie müssen es sogar nur 60 Prozent sein, zumindest in den Industrieländern. Pneumokokken sind ein eindrückliches Beispiel für den Wert der Herdenimmunität durch Impfung: In einigen Ländern wurden in erster Linie Kinder und Ältere gegen die Krankheit geimpft, jedoch kaum Neugeborene. Dennoch gingen dadurch auch unter Neugeborenen die Pneumokokken-Pneumonien deutlich zurück. Umgekehrt brechen die Masern in Gemeinden, die die Impfung ablehnen, immer wieder aus – selbst wenn in der Gesamtbevölkerung eine hohe Herdenimmunität durch Impfung besteht.

Wann die Herdenimmunität bei COVID-19 greifen wird, ist bislang nur mit Modellierungen, die natürlich auf voreingestellten Annahmen basieren, voraussagbar. Entscheidend beeinflusst wird sie vom Aufkommen neuer Mutanten, von denen sich bereits jene aus Großbritannien und Südafrika als deutlich ansteckender als der ursprüngliche SARS-CoV-2-Erreger erwiesen haben. Überdies wirken sich die Mobilität und die Kontakte der Menschen als Stellgrößen aus. Zugleich werden sich diese beiden Größen mit zunehmender Immunität in der Bevölkerung enorm verändern – was in der Summe dazu führt, dass Prognosen zur Herdenimmunität für COVID-19 extrem vage sind. Der häufig genannte Wert einer Immunitätsquote (Immune nach Infektion plus Geimpfte) von 70 Prozent dürfte eher zwischen 80 und 85 Prozent liegen, nicht zuletzt, da sich die Virusmutanten mit höherem Ansteckungspotenzial weiter durchsetzen. Sicher wissen werden wir es erst, wenn die Pandemie tatsächlich abklingt.

9.2 Wie Impfungen zusätzlich schützen können

Auch wenn die WHO von Impfungen als der kosteneffizientesten medizinischen Maßnahme spricht, kommt zum ökonomischen auch der humanitäre Nutzen für die Gesellschaft. Meist denken wir dabei erst einmal an die nützlichen Konsequenzen durch die spezifische Verhinderung einer Krankheit durch den Impfstoff. Impfungen haben aber mitunter auch einen breiteren Nutzen. In einem der ärmsten Länder der Welt, Guinea-Bissau, zeigten Beobachtungsstudien, dass Kinder, die direkt nach der Geburt mit dem Tuberkulose-Impfstoff BCG geimpft wurden, als Kleinkinder größere Überlebenschancen hatten als nicht geimpfte Kinder (s. Kap. 6.8). Die Impfung schützt auch gegen andere potenziell tödliche Krankheiten. Ähnliches wurde für die Lebendimpfstoffe gegen Kinderlähmung und Masern beobachtet. Heute sind die zugrunde liegenden Mechanismen bekannt: Die Lebendimpfstoffe trainieren die Zellen der angeborenen Immunität, insbesondere die Makrophagen. Epigenetische Veränderungen lassen diese Zellen dann sehr viel schneller und stärker auf Infektionen reagieren. In der Folge verlaufen Infektionen mit einem breiten Spektrum von Erregern milder und seltener tödlich.

Die Masernimpfung wirkt noch auf einem anderen Weg: Indem die Vakzine die Geimpften vor der Infektion mit dem Masern-Virus bewahrt, schützt sie auch vor der Immunschwäche, die diese bisweilen mit sich bringt. Dabei ist vor allem die erworbene Immunität beeinträchtigt, meist über Monate, was die Betroffenen anfälliger für die unterschiedlichsten Infektionskrankheiten macht. Insofern schützt die Masernimpfung indirekt auch vor derlei Folgeinfektionen. Ähnlich könnte eines Tages auch eine Impfung gegen HIV/Aids mehrfach wirken. Je nachdem, wie eine solche Vakzine funktioniert, könnte sie auch die Immunschwäche abwenden, aufgrund der HIV-Infizierte oft an zahlreichen anderen Infektionskrankheiten erkranken und nicht selten sterben.

Grundsätzlich schwächen zahlreiche Infektionen die Abwehr und bahnen den Weg für nachfolgende Superinfektionen. In diesem Sinne bewahrt eine Impfung, die die Erstinfektion verhindert, auch vor solchen Superinfektionen. Betrachtet man die Impfwirkungen in diesem Sinne breiter, kann man vielen Vakzinen eine beachtliche Schutzwirkung zusprechen, die über ihren spezifischen Schutz weit hinausgeht.

9.3 Gesamtgesellschaftliche Kosten-Nutzen-Rechnungen

Als jemand, der sich seit Jahrzehnten mit der Impfstoffforschung beschäftigt und seinen Schwerpunkt auf Krankheiten der Armut gelegt hat, werde ich häufig gefragt, warum es noch keine wirksamen Impfstoffe gegen diese Krankheiten gibt. Für Tuberkulose und Malaria haben wir zwar Impfstoffe, aber deren Wirksamkeit ist ungenügend. Gegen HIV/Aids liegt trotz vieler Bemühungen noch keine Vakzine vor. Zurückzuführen ist dieser Misserfolg vor allem auf zwei Dinge. Zum einen haben wir es mit besonderen Erregern zu tun, die komplexe Infektionen hervorrufen. Die Keime persistieren im Körper. Die Immunantwort wird mit ihnen weit schlechter fertig als mit Erregern, die kurz nach Eintritt in den Körper ein akutes Krankheitsbild hervorrufen (s. Kap. 3.3). Zum anderen liegt es daran, dass es lange Zeit extrem schwierig war, die Entwicklung von Impfstoffen finanziert zu bekommen, wenn es sich um Vakzinen gegen Krankheiten handelte, die in erster Linie in armen Ländern und in Schwellenländern grassieren. Diese versprachen schlicht keine schnellen Profite.

Dabei ist inzwischen klar, dass Investitionen in solche Vakzinen nicht nur moralisch geboten sind – sondern sich sogar «auszahlen». Viele Berechnungen führen aus, wie jeder Euro, der in früheren Jahrzehnten in die Impfstoffforschung investiert wurde, noch heute beträchtliche Rendite abwirft. Dabei werden Minderausgaben für Krankheitskosten und geringere Betreuungs- und Pflegekosten ebenso mit eingerechnet wie eine höhere Bildung und höherer Wohlstand, die erreicht werden, weil gesunde Kinder und Jugendliche zur Schule gehen können und einen Beruf erlernen und später ausüben können. Es gibt eine beeindruckende Beispielrechnung für die Tuberkulose: Demnach belaufen sich allein die Behandlungskosten für diese Erkrankung weltweit auf rund zwei Milliarden Euro pro Jahr. Addiert man die Kosten für Krankenhausaufenthalte, Pflege und Betreuung, beträgt die Summe 20 Milliarden Euro. Dieser Betrag erhöht sich auf 100 bis 200 Milliarden Euro jährlich, wenn man alle Verluste durch verlorene Arbeitskraft, fehlende Ausbildung und ähnliche Faktoren hineinrechnet. Demgegenüber betragen die Investitionen, die jährlich weltweit in Forschung und Entwicklung zu Diagnostika, Therapeutika und Impfstoffen für die Tuberkulose gehen, deutlich weniger als eine Milliarde Euro.

9.4 Internationaler Einsatz für Impfgerechtigkeit

Inzwischen haben eine Reihe Stakeholder diese Zusammenhänge erkannt. Es gibt Organisationen, die sich, unterstützt durch Stiftungen und öffentlich-private Partnerschaften, für eine bessere Impfstoffentwicklung und eine gerechte Verteilung der Vakzinen starkmachen. Auch die EU und Deutschland investieren inzwischen mehr auf diesem Gebiet.

Das erweiterte Immunisierungsprogramm der WHO

Auf der ganzen Welt sollen alle Kleinkinder gegen die bedroh-
lichsten Infektionskrankheiten geimpft werden – mit diesem
Ziel rief die Weltgesundheitsorganisation 1974 das erweiterte
Immunisierungsprogramm EPI (Expanded Program on Immunization) ins Leben. Zehn Jahre später startete das Programm
mit der BCG-Impfung gegen Kleinkind-Tuberkulose, dem triva-
lenten Impfstoff gegen Diphtherie, Tetanus und Keuchhusten
sowie den Impfungen gegen Kinderlähmung und Masern. Später kamen weitere Impfungen dazu, etwa gegen Hepatitis B und
Hirnhautentzündung durch HiB sowie gegen Gelbfieber in entsprechenden Endemiegebieten. Zwischen 1990 und 2015 hat
sich die Kleinkindersterblichkeit halbiert. EPI hat dazu wesentlich beigetragen. Dennoch erhalten fast 20 Millionen Kinder
weltweit noch immer nicht alle Grundimpfungen.

GAVI

So wichtig EPI war und ist – zur effektiven Umsetzung des Pro-
gramms bedurfte es der Gründung einer weiteren Organisation,
nämlich der Global Alliance for Vaccines and Immunization
(GAVI), auf Deutsch GAVI-Impfallianz genannt. Es handelt sich
um eine im Jahr 2000 gegründete öffentlich-private Partner-
schaft, an der zahlreiche Länder und Stiftungen beteiligt sind.
Hauptgeldgeber ist die Bill-und-Melinda-Gates-Stiftung, die
1999 das Startgeld von 750 Millionen US-Dollar bereitstellte
und heute knapp 317 Millionen US-Dollar jährlich einzahlt.
Von Deutschland kam anfangs vergleichsweise wenig finanzielle
Unterstützung, inzwischen gehört das Land aber zu den Spitzen-
förderern. Im Zeitraum 2015 bis 2020 flossen aus Deutschland
insgesamt 600 Millionen Euro an GAVI, die gleiche Summe ist
für die Jahre 2021 bis 2025 zugesagt. Betrachtet man die jährli-
che Zuwendung von knapp 153 Millionen US-Dollar (2019),
geben andere Länder jedoch noch mehr: Das kleine Norwegen
fördert GAVI mit mehr als 161 Millionen US-Dollar, Großbritannien mit gut 267 Millionen US-Dollar, die USA mit 290 Millionen US-Dollar.

In der Zwischenzeit wurden mit Hilfe von GAVI 800 Millio-

nen Kinder gegen die wichtigsten lebensbedrohlichen Infektionskrankheiten geimpft. Schätzungsweise 14 Millionen Kinder
wurden so vor dem Tod bewahrt. Geimpft wird entsprechend
dem EPI-Programm gegen Tuberkulose, Diphtherie, Tetanus,
Keuchhusten, Hepatitis B, Gelbfieber und HiB. Im letzten Jahr-
zehnt wurden auch Impfungen gegen Pneumokokken, Meningokokken, Rotaviren sowie Cholera, Typhus und HPV für
Mädchen in das Programm aufgenommen. Um das verfügbare
Geld bestmöglich zu nutzen, hat GAVI in enger Zusammenarbeit mit der Industrie neue Finanzierungsprogramme entwickelt, insbesondere das Advance Market Commitment und das
Dual-Price-System, die ich in Kürze näher beschreibe. Zuvor jedoch soll die jüngste Initiative genannt werden.

CEPI und COVAX

2017 wurde auf dem Weltwirtschaftsforum in Davos die Co-
alition for Epidemic Preparedness Innovations, kurz CEPI,
gegründet, auf Deutsch: Koalition für Innovationen in der Epi-
demievorbeugung. Es handelt sich um eine internationale Impf-
stoffinitiative, die es sich zum Ziel gemacht hat, effektiv und
schnell Interventionsmaßnahmen gegen neu auftretende Erreger
mit Pandemiepotenzial voranzutreiben. Dabei liegt der Schwerpunkt auf neuen Impfstoffen. Ausgangspunkt für die Gründung
waren zahlreiche Ausbrüche neuer Erkrankungen wie SARS/
MERS, Zika, Chikungunya und vor allem der Ebola-Schock
von 2014/15. Die Bedrohung durch neue Krankheiten mit
Pandemiepotenzial war klar, auch die Kosten durch potenzielle
und reale Pandemien wurden zunehmend ernst genommen. Es
wurde berechnet, dass zukünftige Pandemien im Durchschnitt
Kosten in Höhe von 50 Milliarden Euro jährlich verursachen
würden. COVID-19 zeigt uns gerade, wie dramatisch zu niedrig
dies angesetzt war. Die Kosten der aktuellen Pandemie werden
mit 350 Milliarden Euro monatlich beziffert.

CEPI soll alle Phasen der Impfstoffentwicklung unterstützen,
von der Vorklinik bis zur klinischen Überprüfung. Zudem sollen die Vakzineproduktion und Impfkampagnen gefördert werden. Erklärtes Ziel von Anfang an war, für die nächste Pande-

mie gewappnet zu sein. Aus heutiger Sicht wurde CEPI gerade noch rechtzeitig gegründet. In der COVID-19-Pandemie schlossen sich GAVI und CEPI unter Beteiligung der WHO zusammen. Hierzu wurde COVAX gegründet, die COVID-19 Vaccines Global Access Facility. COVAX will die Entwicklung von Impfstoffen gegen COVID-19 unterstützen und eine faire Verteilung der Vakzinen in armen und reichen Ländern erreichen. Klugerweise hat COVAX von Anfang an auch darauf hingewirkt, dass die Produktionskapazitäten für Impfstoffe ausgebaut werden. Außerdem legte man Wert auf ein breites Portfolio unterschiedlicher Impfstofftypen. Auf der Liste der Impfstoff-Produzenten von COVAX sind derzeit unter anderem BioNtech/Pfizer, AstraZeneca, Janssen/Johnson & Johnson und das Serum Institute of India. Damit reicht das Spektrum von einem der innovativsten Impfstoffe (BioNtech/Pfizer) bis zum größten Produzenten preisgünstiger Impfstoffe (Serum Institute of India). Geliefert werden sollen etwa zwei Milliarden Impfdosen der vielversprechendsten Kandidaten: knapp je eine Milliarde für die reichen und die armen Länder. Die Kosten sollen in erster Linie über Einwerbungen aus den reichen Ländern getragen werden. COVAX veranschlagt für die Forschung und Entwicklung knapp 10 Milliarden US-Dollar, für die Herstellung weltweit 5,5 Milliarden US-Dollar. Während die reichen Länder für die Verteilung der Impfstoffe selbst zuständig sind, unterstützt COVAX die Kosten für Impfkampagnen in armen Ländern mit weiteren 3,2 Milliarden US-Dollar.

9.5 Brücken zur Impfung für alle

Auch wenn Impfungen immer wieder bewiesen haben, dass sie sich global gesehen rentieren – Kosten und Einsparung sind ungleich verteilt. Die Ausgaben für Forschung und Entwicklung leistet in erster Linie die Industrie, wobei in der Anfangsphase die öffentliche Hand meist beträchtliche finanzielle Unterstützung leistet. Im Fall von Impfstoffen für die reichen Industrieländer werden die Investitionen über den Preis des verkauften Impfstoffs wieder gewinnbringend eingespielt. Dabei

sind auch Kosten für fehlgeschlagene Entwicklungen einge-
preist. Anders sieht es bei Vakzinen für die armen Länder aus.
Hier greifen die Marktkräfte nicht. Deswegen sind aus den bereits ausgeführten Gründen die reichen Länder gefragt. Letztlich auch, weil grassierende Krankheiten in der vernetzten Welt
immer auch eine globale Bedrohung sind. Um allen Menschen
Impfungen zu einem erschwinglichen Preis anzubieten, wurden verschiedene Konzepte entwickelt, die in erster Linie von
GAVI angestoßen wurden und nun auch von CEPI übernom-
men werden.

Generell schreibt GAVI die Produktion großer Mengen Impfstoff in einem Wettbewerb aus. Den Zuschlag erhält jener Hersteller, der am kostengünstigsten produziert und die gefragten
Mengen problemlos zusagt. Sehr häufig ist dies das Serum Institute of India, das sich auf diese Weise zum größten Impfstoff-
hersteller der Welt entwickelt hat. Durch die hohen Absatzzah-
len, die GAVI garantieren kann, fällt auch bei niedrigem Preis
ein Gewinn für den Produzenten ab. GAVI setzt in erster Linie
auf zwei Konzepte: das regulierte Zwei-Preis-System und die
Abnahmegarantie zum Festpreis.

Reguliertes Zwei-Preis-System

Bei diesem Prinzip werden Impfstoffe für arme Länder in sehr
großen Mengen produziert und dort zu einem niedrigeren Preis
verkauft als in den Industrieländern. Patent- und Lizenzkosten
entfallen häufig oder sind auf ein Minimum gesenkt. Das regulierte Zwei-Preis-System hat sich gut etabliert – ein Erfolg der
großen Produktionszahlen. In der Zwischenzeit wird dieses
Modell auch für Impfstoffe, die noch unter Patentschutz stehen,
eingesetzt. Ursprüngliche Sorgen, Reimporte könnten die Preise
auch in Industrieländern verfallen lassen, wurde begegnet, indem strenge Kontrollen eingeführt wurden.

Abnahmegarantie zum Festpreis

Dieses Prinzip wurde für neu entwickelte Impfstoffe aufgesetzt.
Es ergänzt das regulierte Zwei-Preis-System um eine Abnahmegarantie. Sie wird zu einem Zeitpunkt gegeben, zu dem der

Impfstoff noch nicht einsatzbereit ist. Diese sogenannte vorge-
zogene Marktverpflichtung (Advance Market Commitment,
AMC) ermöglichte beispielsweise die Bereitstellung eines erschwinglichen Pneumokokken-Impfstoffs. Hierzu hatten sich
fünf Länder mit der Bill-und-Melinda-Gates-Stiftung zusam-
mengeschlossen. Ihre Vorauszahlung gab dem Hersteller Pla-
nungssicherheit für große Absatzmengen. Er konnte trotz nied-
rigen Einzeldosenpreises Gewinne erzielen, und die Abnehmer
konnten kostengünstig Impfstoff einkaufen.

Ein ähnliches Konzept verfolgte COVAX für die Bereitstellung von Impfstoffen gegen COVID-19 zu einem fairen Preis in
reichen und armen Ländern. Gemäß dem AMC-Prinzip inves-
tierte COVAX in die Entwicklung unterschiedlicher Impfstofftypen, bevor klar war, welcher sich als wirksam erweisen würde.
Die Kosten wurden in erster Linie von den reichen Ländern getragen. Diese profitierten auch von der beschleunigten Entwicklung. Allerdings zeichnete sich ab, dass die enorme Nachfrage
in der Pandemie die Auslieferung von Impfstoffen in arme Länder deutlich bremsen würde. Die reichen Länder hatten den
Markt mit nationalen und EU-weiten Vorbestellungen anfangs
weitgehend leergefegt. Schätzungen von Amnesty International
zufolge war absehbar, dass die meisten armen Länder im Verlauf des Jahres 2021 nicht mehr als zehn Prozent ihrer Bevölkerung gegen COVID-19 würden impfen können. Zugleich hatten
die reichen Länder in der Regel ein Vielfaches der Dosen einge-
kauft, die zur Versorgung ihrer Gesamtbevölkerung nötig wäre.
Insofern hat die Abnahmegarantie zum Festpreis zwar dazu beigetragen, dass die Hersteller innerhalb eines Jahres wirksame
Impfstoffe entwickeln konnten. Die faire Verteilung allerdings
missglückte erst einmal.

Gutschein für bevorzugte Begutachtung

In den USA wird seit etwa 20 Jahren ein weiteres Verfahren angewendet, um die Forschung und Entwicklung für Medikamente gegen seltene Krankheiten zu beschleunigen. Zur Anwendung kommt dies auch für Impfstoffe gegen Aids, Malaria,
Tuberkulose und vernachlässigte Krankheiten. Hierbei erhält

ein Hersteller, der sich verpflichtet, einen Impfstoff bis zur Zulassung zu entwickeln, einen Gutschein, mit dem er ein anderes Medikament sozusagen auf der Überholspur durch den Zulassungsprozess schleusen kann. Auf diese Weise können Mittel gut und gerne ein halbes bis ganzes Jahr schneller auf den Markt kommen. Gelangt ein Blockbuster-Medikament auf diesem Weg ein Jahr früher in den Verkauf, bringt das für ein Unternehmen schnell Mehreinnahmen von einer Milliarde US-Dollar. Außerdem gibt es die Möglichkeit, dass die Firma den Gutschein verkauft. In der Vergangenheit wurden damit Preise von 50 bis 350 Millionen US-Dollar erzielt.

Die Entwicklung von Impfstoffen gegen Dengue und Ebola sowie von Medikamenten gegen Tuberkulose, Malaria und mehrere vernachlässigte Krankheiten wurde bereits auf diese Weise unterstützt. Ein wirksamer Impfstoff gegen eine der großen Seuchen ist hingegen noch nicht erzielt worden.

9.6 Schlussgedanken

Die drei genannten Systeme orientieren sich an den Prinzipien der Marktwirtschaft. Sie ließen sich sicher weiter verbessern und dafür einsetzen, um allen Menschen gleichermaßen Impfungen gegen alte, neue und zukünftige Pandemien zukommen zu lassen. Die wichtigsten Vorteile seien im Folgenden kurz zusammengefasst:

- Impfungen sind laut WHO neben sauberem Wasser die kostengünstigste Gesundheitsmaßnahme überhaupt.
- Die humanitären Gründe sind offensichtlich. Impfungen verhindern Krankheiten und retten Menschenleben.
- Gesunde Kinder können zur Schule gehen und gesunde Erwachsene zur Arbeit. Impfungen befördern die Bildung und tragen zum Wohlstand von Gesellschaften bei.
- Impfungen nutzen der Ökonomie eines Landes und erhöhen das Bruttosozialprodukt.
- Die Bekämpfung von Seuchenherden ist in der vernetzten modernen Welt immer auch globaler Gesundheitsschutz. Das hat SARS-CoV-2 uns eindrücklich vor Augen geführt. Nicht

zuletzt macht dies das Auftreten neuer Mutanten in Südafrika, Brasilien oder Großbritannien klar. Nur wenn der Erreger insgesamt zurückgedrängt wird – am besten, indem eine
globale Herdenimmunität erreicht wird –, wird die Pandemie
besiegt sein.

10. Ausblick

1980 hat die WHO die Pocken für ausgerottet erklärt – ein ein-
maliger Höhepunkt in der Erfolgsgeschichte der Impfungen.
Eine Infektionskrankheit, die über Jahrtausende enormes Leid
und unzählige Tode verursacht hatte, war besiegt. Auch aus
ökonomischer Perspektive war das Pocken-Eradikationspro-
gramm eine der besten Investitionen, die es im Gesundheitsbe-
reich jemals gegeben hat. Die Gesamtkosten der Kampagne
werden auf 300 Millionen US-Dollar geschätzt. Ein Schnäpp-
chen, bedenkt man, dass sich die Pocken-assoziierten Kosten
zuvor Jahr für Jahr auf rund 2 Milliarden US-Dollar summiert
hatten. Dabei sind Ausgaben für die Pocken-Diagnostik, die
medizinische Versorgung Kranker und Impfungen sowie die
vielfältigen Folgekosten, etwa durch Verlust von Arbeitskräf-
ten, eingerechnet. Seit 1980 wurden mithin gewaltige finanzielle
Ressourcen eingespart. Und natürlich viele Millionen Menschenleben verschont. In anderen Worten: Die Steuerzahler von
damals haben uns eine riesige Bürde abgenommen.

Aus heutiger Sicht ist die Ausrottung der Pocken gerade noch
rechtzeitig gelungen. Zehn Jahre später wäre dies vielleicht
schon nicht mehr möglich gewesen, denn in den 1980er Jahren
breitete sich HIV/Aids immer schneller aus und wurde zur Pandemie. War der Pocken-Lebendimpfstoff schon für gesunde
Menschen nicht ohne Risiko (im Mittel kam es unter 100 000
gesunden Geimpften zu ein bis zwei lebensbedrohlichen Komplikationen), wäre eine Pockenimpfung für HIV-Infizierte mit
Immunschwäche ungleich kritischer gewesen. Es ist fraglich, ob

es möglich gewesen wäre, in Ländern mit hoher HIV-Verbreitung die Menschen flächendeckend gegen Pocken zu impfen. Man möchte sich nicht ausmalen, was geschehen wäre, wenn die HIV-Pandemie auf eine weiter aktive Pockenseuche gestoßen wäre. Aktuell erleben wir eine Katastrophe, deren «Zutaten» diesem Szenario nicht unähnlich sind: Die COVID-19-Pandemie trifft auf die ohnehin schon verheerenden Seuchen HIV/Aids, Malaria und Tuberkulose. Die Folgen sind fatal.

Infolge des Ausbruchs des neuen Erregers SARS-CoV-2 wurde verständlicherweise ein Großteil der weltweiten Gesundheitsressourcen auf die Bekämpfung der Pandemie ausgerichtet. Dadurch hat sich – von der Weltöffentlichkeit weitgehend unbeachtet – die bereits zuvor dramatische Lage in Bezug auf die drei großen Seuchen sowie die vernachlässigten Krankheiten rasant verschlechtert. In vielen armen Ländern sind die Gesundheitssysteme zusammengebrochen, die Versorgung der Menschen, die an HIV/Aids, Malaria, Tuberkulose leiden, stagniert. Diagnostiklabore sind überlastet, Kliniken sind überfüllt oder werden aus Angst vor COVID-19 gemieden. Wo Menschen häufig längere Wege zurücklegen müssen, um Diagnosen, Medikamente oder Behandlung zu erhalten, wird die Pandemie mit ihren Reisebeschränkungen zur ernsthaften Bedrohung. Einschränkungen im internationalen Schiffs- und Flugverkehr unterbrechen den Nachschub dringend benötigter Medikamente. Auch die Forschung und Entwicklung von Impfstoffen, Medikamenten und Diagnostika für Nicht-COVID-19-Krankheiten ist gebremst. Schon jetzt ist sicher: Die von der WHO für die 2020er Jahre gesetzten Ziele zur Beendigung der Epidemien von Aids, Tuberkulose und Malaria (sowie die Eindämmung vernachlässigter Krankheiten) werden wir weit verfehlen.

Dabei scheinen die Daten auf den ersten Blick gar nicht dramatisch: Viele arme Länder melden sogar rückläufige Zahlen für Tuberkulose-, Malaria- und Aids-Fälle. Leider entspricht dies nicht der Realität. Vielmehr liegt es daran, dass auch die Melde- und Behandlungskapazitäten zusammengebrochen sind. Wo Erkrankungen nicht erfasst werden, erhalten Menschen keine oder mangelnde Behandlung. Im Jahr 2020 wurden z.B.

in mehreren Ländern mit hoher Tuberkulose-Prävalenz im Juni im Vergleich zum Januar weniger als die Hälfte Fälle diagnostiziert. Nicht weil die Krankheit plötzlich zurückgegangen war, sondern weil die Diagnosen ausblieben. Es wird noch eine Weile dauern, bis klar ist, wie die Lage genau aussieht. Aber die Prognosen sind düster. So zeigt eine Modellierung, wie katastrophal sich etwa ein dreimonatiger Lockdown in verschiedenen Teilen der Erde, gefolgt von einer langsamen Rückkehr zur Normalität über zehn Monate auswirken könnte: Allein an der Tuberkulose würden bis 2025 über 6 Millionen Menschen zusätzlich erkranken und 1,4 Millionen versterben. Ein anderes Modell errechnete, dass eine Unterbrechung der antiretroviralen Therapie über sechs Monate für 500 000 zusätzliche Todesfälle durch HIV/Aids verantwortlich wäre. Für die Malaria wäre sogar eine Verdoppelung der Todesfälle bei einem Zusammenbruch der Versorgung auf 770 000 Todesfälle zu befürchten.

Das sind erschreckende Zahlen, die verdeutlichen, in welchen Teufelskreis wir geraten sind. Während gegen COVID-19 innerhalb eines Jahres wirksame Impfstoffe entwickelt wurden, droht die Pandemie, uns in der Bekämpfung der drei großen Seuchen um Jahrzehnte zurückzuwerfen.

Natürlich gibt es keinerlei Garantie dafür, dass ein größtmöglicher Einsatz von Geld und Ressourcen, wie er für die Entwicklung der Impfstoffe gegen COVID-19 aufgebracht wurde, auch für HIV/Aids, Malaria und Tuberkulose schnelle Erfolge bewirken könnte. Aber die Pandemie hat eindrücklich gezeigt, dass es absolut möglich ist, bei der Impfstoffforschung und -entwicklung noch einen Gang zuzulegen. Zugleich hat sie die Notwendigkeit dafür weiter verschärft. Die Investitionen mögen hoch sein, die Einsparungen wären um ein Vielfaches höher.

Danksagung

Ich danke Frau Souraya Sibaei und Frau Sylke Wallbrecht für ihre große Hilfe bei der Erstellung des Manuskripts, Frau Diane Schad für die professionelle Umsetzung der Abbildungen und Frau Susan Schädlich für die sorgfältige Durchsicht und Bearbeitung des Manuskripts. Herrn Dr. Stefan Bollmann danke ich für die ausgezeichnete Zusammenarbeit.

Weiterführende Literatur

Kaufmann, S. H. E.: *Covid-19 und die Bedrohungen durch Pandemien. Wie sie entstehen und was wir dagegen tun müssen.* Schriftenreihe Nachhaltigkeit, Band 8, Hessische Landeszentrale für politische Bildung, 2020. https://hlz.hessen.de/publikationen/publikation/?id=cba0b1d5-72a7-4fd6-a1d8-5573e205d09d

Kaufmann, S. H. E.: *Wächst die Seuchengefahr? Globale Epidemien und Armut: Strategien zur Seucheneindämmung in einer vernetzten Welt.* 2. Aufl. Frankfurt a. M., 2010

Kaufmann, S. H. E.: *Wächst die Seuchengefahr – ein Update.* In: Mut zur Nachhaltigkeit: 12 Wege in die Zukunft. Frankfurt a. M. 403–440, 2016.

Piot P. et al. *Immunization: vital progress, unfinished agenda.* Nature 575: 119–129, 2019. https://doi.org/10.1038/s41586-019-1656-7

Pollard, A. J. & Bijker, E. M.: *A guide to vaccinology: from basic principles to new developments.* Nat Rev Immunol 21, 83–10, 2021. https://doi.org/10.1038/s41577-020-00479-7

Suerbaum, S. et al. (eds.): *Medizinische Mikrobiologie und Infektiologie (9. Auflage).* Berlin, 2020.

World Health Organization: *Ten threats to global health in 2019.* Genf: WHO Press, 2019. https://www.who.int/news-room/spotlight/ten-threats-to-global-health-in-2019

Literaturangaben zu den einzelnen Kapiteln sowie ein Glossar zu den Fachbegriffen finden sich unter https://www.chbeck.de/kaufmann-impfen

Sachregister